# Dr GRELLETY

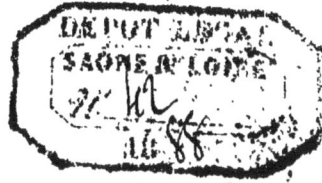

# HYGIÈNE & RÉGIME

## DES MALADES

# A VICHY

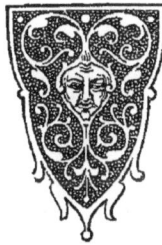

*Troisième Édition.*

TROISIÈME ÉDITION

# HYGIÈNE & RÉGIME

DES

# MALADES A VICHY

## CONSEILS

AUX DIABÉTIQUES, AUX GOUTTEUX, Etc.

PAR LE

## Dʳ L. GRELLETY

LAURÉAT DE L'ACADÉMIE, SECRÉTAIRE DE LA SOCIÉTÉ DE THÉRAPEUTIQUE, ETC.

Buvez, mangez, dormez et faisons feu qui dure.
(Conseil de Petit-Jean à Perrin-Dandin.)
RACINE, *Les Plaideurs.*

MACON
IMPRIMERIE PROTAT FRÈRES
1888

# AU LECTEUR

---

Lorsque les malades viennent nous consulter dans notre cabinet, il ne nous est pas possible d'entrer dans une foule de petits détails, qui ont cependant leur importance. Pressés par ceux qui attendent, nous devons forcément limiter le cadre de nos recommandations et nous en tenir aux choses fondamentales. Et cependant il faut que celui qui nous accorde sa confiance mette toutes les chances de guérison de son côté et ne néglige rien de ce qui peut le relever rapidement.

Cette brochure a pour but d'atteindre ce résultat ; elle répond dans ma pensée à une sorte de consultation complémentaire, dont l'observation stricte doublera l'action de la cure alcaline, la rendra plus active et plus durable.

## IV

Qu'on ne s'attende pas à rencontrer ici de longues dissertations, des classifications savantes et soporifiques ; j'ai mis de côté les théories et les discussions d'école, pour dire aussi clairement que possible ce qu'il faut faire et ce qu'il faut éviter. Afin d'être lu jusqu'au bout, je n'ai même pas redouté d'émailler ma dissertation de quelques frivolités, de façon à dérider de temps en temps mon lecteur ; j'aurais voulu le distraire et le faire sourire à chaque page, car la gaieté est le plus grand des biens, puisque avec lui on peut se passer des autres.

Mon plan est bien simple et n'a pas eu besoin d'être déposé chez le notaire.

Je prends le malade à son lever, je viens m'asseoir à sa table, je l'accompagne dans la journée et je ne le quitte, à l'heure du couvre-feu (les dames ne m'accepteraient pas plus longtemps en tiers), qu'après lui avoir dit franchement et courageusement : Voilà ce qui est salutaire, voilà ce qui est nuisible.

Je parle de courage, car je sais d'avance que j'aurai à lutter contre certaines idées arrêtées, et surtout contre les mauvaises habitudes, dans lesquelles on se complaît : Pour vous, madame, c'est l'inertie, le défaut d'exercice, la vie confinée, les surexcitations mondaines, un régime déplorable où les friandises et les crudités remplacent les mets réparateurs, etc., etc.

En faisant tout le contraire, en cessant d'être garrottée dans vos corvées de plaisirs ou de ménage, vous aurez vingt ans pendant vingt ans encore, des roses au visage et de la neige... ailleurs.

Pour vous, monsieur, c'est l'abus de la cigarette, du petit verre, c'est le noctambulisme, c'est le surmenage sous toutes ses formes, une existence fouettée, affolée, car l'homme est un passant qui court à tous les mirages ; c'est... vous le savez bien, pécheur endurci, qui avez retardé jusqu'à ce jour votre conversion !

Mais votre présence à Vichy me prouve que vous êtes résolu à rompre avec le passé. Ce sera facile avec un peu d'énergie et la perspective d'un avenir sans nuages, sans souffrances, sans crises gastriques, ni coliques hépatiques.

Du reste, ne vous effrayez pas d'avance de mon intervention ; elle se bornera à vous ramener dans le bon chemin, c'est-à-dire dans une voie bien plus facile à suivre que les sentiers mal frayés où vous faisiez fausse route.

VI

*A celui qui vivait comme le rat dans son fromage (vous vous souvenez bien de ce goinfre de rat, dont la table était toujours mise et les dents toujours longues), sans vie, sans mouvement, je recommanderai l'exercice et la vie active, en face de la nature autant que possible et sous le ciel bleu.*

*A cet autre, qui expie cruellement aujourd'hui les caprices de son estomac, je me contenterai de prescrire une nourriture saine et adaptée à la tolérance de ce viscère tyrannique.*

*Au lieu d'employer la nuit au sommeil, vous la faisiez la complice de vos plaisirs ; le cercle et son atmosphère enfumée, surchauffée, vous accaparait ; à l'heure où le cerveau étreint par la migraine ou le vertige demandait du repos, vous étiez sans pitié ; — (cruelle énigme !) et, comme le juif errant, il devait continuer sa marche. Dorénavant, plus de courbature, plus de prostration, plus d'excès d'aucune nature, vous êtes condamné à économiser vos forces, à emmagasiner de la santé.*

*Votre existence était enfiévrée ; vous vous usiez comme ceux qui vivent beaucoup en peu de temps. Il faudra que le cours de vos journées devienne paisible, normal, régulier. Vous vous y habituerez vite, car la* récompense est au bout et elle est proche, si vous le voulez bien.

J'ai fait mon possible pour me mettre à la portée de chaque malade. Celui-ci s'inquiète assez peu en effet de savoir quelles sont les doctrines en vogue, les noms qui font autorité ; il veut avant tout pouvoir se reconnaître et se guider dans les faits vulgaires et de tous les jours. Il a besoin d'un fil conducteur pour ne pas s'égarer.

J'ai essayé de poser quelques jalons et de rendre la route attrayante. Il est essentiel que de semblables publications ne soient ni fatigantes à lire, ni hérissées de considérations inintelligibles.

Je renvoie à la 4ᵉ édition de mon livre Vichy et ses eaux minérales (in-12 de 530 p. — 3 fr.) les malades désireux d'être plus amplement renseignés, surtout au point de vue du traitement interne et externe.

Quant à ce guide hygiénique, il est suffisamment complet, je ne crains pas de le dire, pour guérir et prévenir ; mais il ne sera réellement profitable que si on veut bien le mettre en pratique d'une façon suivie. Je ne vous demande pas de chausser des bottes de sept

## VIII

*lieues, mais d'avancer, de gagner tous les jours du terrain. La persévérance est indispensable : que les intéressés ne l'oublient pas !*

––––––––

# HYGIÈNE & RÉGIME

## DES

# MALADES A VICHY

---

## CONSIDÉRATIONS GÉNÉRALES

---

### A QUEL MOMENT FAUT-IL VENIR A VICHY?

Les modificateurs hygiéniques, le changement de régime, d'habitudes, de milieu, ont une action incontestable sur la plupart des états chroniques traités à Vichy.

C'est surtout vrai pour les habitants des grandes villes, pour ceux qui respirent l'air vicié et confiné des cités populeuses. Les Parisiens en particulier ne sauraient préférer impunément, comme M$^{me}$ de Staël, dans l'amertume de son exil, le ruisseau de la rue du Bac aux plaines Virgiliennes. Lorsqu'il s'agit d'une ville comme la capitale, où l'atmosphère est chargée de principes délétères, où l'alimentation est sujette à tant de fraudes, le changement s'impose et il est capable, dans bien des cas, de remédier à cette débilité des forces vitales, à cette cachexie innommée et mal définie qui mine sourdement les citadins.

Il n'est personne qui n'ait eu l'occasion de voir des maladies être arrêtées dans leur marche ou même guéries, parce que celui qui en était atteint avait changé de climat. Sous l'influence heureuse de ce changement, certaines affections cèdent facilement à l'action de remèdes qui, auparavant, n'avaient fait que peu ou point d'impression sur elles.

La thérapeutique proprement dite peut ne pas tenir toutes ses promesses ; il n'en saurait être de même des sages prescriptions qui ont pour but d'éloigner le danger, d'enrayer la maladie, d'en prévenir les désordres, d'en réparer les suites, d'en empêcher le retour.

Je fais donc la part très large aux modificateurs hygiéniques ; il ne faudrait cependant pas leur attribuer tout le mérite des cures obtenues à

Vichy et rejeter au second plan la puissance curative de nos sources : celle-ci prime tout!

*
* *

Une première question se pose tout d'abord et je vais y répondre, quoique ce soit peut-être trop tard pour la majorité de mes lecteurs ; mais l'avertissement ne sera pas perdu pour l'avenir :

Quel est le moment le plus favorable, pour bénéficier d'une façon aussi complète que possible du séjour à Vichy ?

Je ne cesse de repéter, depuis quinze ans, que le mois de juillet, qui est le plus chargé, est le plus mauvais de tous ; les hôtels regorgent, on étouffe dans les appartements ; les eaux sont elles-mêmes moins efficaces.

On se plaint de la chaleur excessive qu'il fait à Vichy ; j'ai souvent entendu maugréer contre sa température sénégalienne. C'est injuste ; l'été n'est pas plus brûlant à Vichy qu'ailleurs. Les ombrages abondent ; toutes les voies sont plantées d'arbres ; les deux parcs et la rivière donnent une fraîcheur salutaire.

Mais si le thermomètre n'accomplit pas sur

les bords de l'Allier les prouesses qu'on lui
attribue, comment expliquer ce concert de
malédictions ?

Par l'affluence uniquement, qui est trop
grande, durant la période estivale proprement
dite. Oui, parfois on se croirait au Hammam,
dans certaines salles à manger, mal ventilées, où
plus de cent personnes s'accumulent deux fois
par jour. Le cube d'air respirable nécessaire à chacun devient insuffisant.

Pour éviter cet inconvénient, que nos compa-
triotes imitent les étrangers qui se donnent ren-
dez-vous dans nos thermes, dans le courant
de mai ou de septembre.

Je ne saurais trop préconiser ces cures du
début et de la fin de la saison ; les malades
paisibles qui préfèrent le calme et le bien-être à
la bruyante agitation des foules ne sauraient
choisir un moment plus propice.

Dans cette période, on trouve plus de facilités
pour l'heure des bains et des douches ; le ser-
vice est mieux fait dans les hôtels, où règne
nécessairement moins d'encombrement ; on peut
y choisir des chambres vastes et bien exposées ;

la vie est elle-même plus régulière et le traitement n'en donne que de meilleurs résultats.

Un journaliste, après avoir comparé nos promenades à la foire au pain d'épice, à cause des faces jaunes qu'on y rencontre, a ridiculisé de son mieux l'arrière-garde des baigneurs. Elle constitue à ses yeux la parodie du high-life... à prix réduit. Il a des dédains de grand seigneur pour les accoutrements baroques des dames qui arrivent, lorsque le casino a fait entendre la polka du cygne.

Ces critiques, seraient-elles fondées, ne doivent pas arrêter les vrais malades, ceux qui veulent guérir avant tout, sans souci des écrivains qui tiennent une plume et qui parfois mériteraient d'en porter.

Il est incontestable que l'arrière-saison comporte des charmes particuliers. C'est l'époque des longues pérégrinations. On n'a plus à redouter la poussière des routes et les ardeurs d'un soleil tropical. Le ciel n'est plus orageux; en paix avec la terre, il semble convier les cœurs à la quiétude. Le coteau frileux a revêtu une rousse fourrure; mais si les ramures chantent moins, elles parlent plus éloquemment à la pensée.

D'ailleurs, septembre nous ramène de nombreuses familles anglaises, ce qui est un enseignement, car sur le terrain du confortable, on peut suivre nos voisins en toute assurance : ils ont inventé le mot, ils ont inventé la chose.

Quelle que soit l'époque que vous aurez choisie, sachez oublier momentanément vos tracas quotidiens, vos entreprises; que la détente physique et morale soit complète. Pas de regrets pour la Bourse ou le quartier Bréda; cessez de compter, au moins pendant un mois, les grains de ce chapelet de désirs qui emplissent la vie et que l'on égrenne d'un doigt inquiet. Que ce soit comme une bonne nuit réparatrice, après un jour d'agitation.

« Quand vous arriverez aux eaux minérales, lit-on dans Alibert, faites comme si vous entriez dans le temple d'Esculape; laissez à la porte toutes les passions qui ont agité votre âme, toutes les affaires qui ont si longtemps tourmenté votre esprit. »

La guérison est à ce prix, ou du moins elle sera plus prompte et plus complète.

# DU CHOIX DES ALIMENTS

La plus grande partie des maladies du tube digestif et du foie sont occasionnées par des erreurs de régime, par l'abus de substances nuisibles, et les meilleurs moyens, pour les conjurer et les guérir, consistent moins dans l'usage des médicaments que dans la sobriété, un choix plus judicieux des aliments, l'exercice pour faciliter la digestion, la régularité des repas et l'application d'une foule de précautions que je vais indiquer.

En règle générale, il faut que la réparation alimentaire soit proportionnelle à la dépense, que l'exercice soit en rapport avec les forces, et que le sommeil vienne régulièrement rétablir l'harmonie.

Si la sobriété est une vertu, elle devient indispensable aux personnes âgées, qui n'ont plus pour excuse de leur intempérance l'utilisation de nouvelles forces et l'accroissement de leur corps.

La régularité dans les heures des repas est d'une grande importance. Il faut faire contracter de bonnes habitudes à l'estomac, le façonner en quelque sorte à des périodes réglées d'activité et de repos.

Les baigneurs qui ne vivent pas dans les hôtels, où l'on est servi à heure fixe, ne devront pas l'oublier. L'éloignement trop grand des repas, en ralentissant le cours de la bile, en créant des modifications quantitatives et qualitatives dans sa composition intime, peut aboutir à la longue, par un processus qu'il serait trop long d'exposer ici, à des troubles gastro-intestinaux variés, et même aux coliques hépatiques.

A moins de besoin pressant, on ne doit rien prendre entre les repas, pour ne pas porter atteinte à la future digestion.

Dans bien des cas, chaque malade connaît par expérience les substances alimentaires qui lui sont nuisibles et celles qui lui sont profitables, mais comme il est à craindre qu'il ne soit porté à se prononcer en faveur des mets pour lesquels il a une appétence particulière, je me vois obligé de poser quelques règles.

On devra de préférence faire choix de l'aliment le plus léger, le plus nutritif, le plus facile à digérer : les viandes blanches, la volaille, les œufs, le lait, viennent en première ligne. L'honnête fricassée de poulet et le chaste riz-de-veau se rencontrent au moins deux fois par semaine sur les menus. On peut leur réserver un bon accueil. Le consommé le plus parfait est beaucoup moins nutritif qu'on ne le croit généralement, car le bouillon ne contient, abstraction faite des sels, que très peu de matières organiques, trop peu d'albuminates et d'hydrates de carbone.

Les viandes sont mieux acceptées grillées ou rôties que sous toute autre forme.

La chair de porc et les substances grasses sont presque toujours mal supportées, et il est prudent d'imiter saint Antoine, qui sut résister à sa principale tentation, celle de manger son compagnon. Les saucisses et l'andouille rabelaisienne me semblent particulièrement suspectes, car qui pourra jamais dire ce qui sert à les faire ! Inutile d'ailleurs d'approfondir les mystères !

Un certain nombre de mets reviennent pério-

diquement sur les tables d'hôte. Quelques mots
sur chacun d'eux :

*Œufs*. — Les œufs sont un aliment complet,
non par le blanc, mais par le jaune, qui, riche
en principes nutritifs, les cède sans trop de
fatigue à l'assimilation. Se défier des œufs durs.

*Poissons*. — Le goujon, la sole, la truite, que
l'on sert couramment sur les tables d'hôte, sont
d'une digestion facile. J'en dirai autant des
huîtres. La barbue, le turbot, le mulet, valent
mieux que le brochet, la carpe, l'anguille, le
maquereau, le saumon, le hareng et les poissons huileux en général. Quant aux crevettes,
aux langoustes, aux écrevisses, les seules habi-
tuées des cabinets particuliers qui sachent rou-
gir, personne n'ignore combien elles passent
difficilement; elles exigent en outre l'emploi de
sauces irritantes. Par conséquent, abstention.

La chair de poisson a une mauvaise influence
sur les reins, chez les personnes atteintes d'albuminurie, de néphrite catarrhale (Potain).

Les poissons de mer, charriés dans la glace,
arrivent rarement frais à Vichy. Lorsque le
temps est orageux, en particulier, il se produit

dans leurs tissus, comme dans les viandes, des transformations moléculaires et un premier travail de décomposition, qui ne sont pas certainement sans inconvénients.

*Jambon.* — Malgré l'espèce de réhabilitation dont il a été l'objet, je persiste à croire, jusqu'à preuve irrécusable du contraire, que le jambon, comme la charcuterie en général, ne convient qu'aux estomacs robustes. Il est mieux toléré, lorsqu'il est associé à des légumes doux, herbacés.

*Mouton.* — Sa chair, surtout sous forme de côtelettes, est un des mets les plus sains. Elle convient à toutes les personnes bien portantes, et est véritablement la consolation des sujets affaiblis. Elle excite moins que celle du bœuf, est mieux tolérée que le veau, dont les candidats à la députation surchargent la conscience élastique de leurs électeurs.

*Pomme de terre.* — Elle est, après le froment, la plus précieuse de nos ressources alimentaires. C'est de tous les farineux celui dont les diabétiques peuvent user avec le moins d'inconvénients, surtout lorsqu'elle est cuite à l'eau.

*Oseille*. — L'oseille contient beaucoup d'acide oxalique. Un usage abondant et répété produirait la gravelle jaune ou d'oxalate de chaux (Magendie). Les personnes qui ont le rein malade, qui ont eu des coliques néphrétiques, doivent s'en abstenir, aussi bien que des tomates.

*Haricots verts*. — Sous n'importe quelle forme, ils constituent un mets très sain et très recommandé, ce qui les distingue du haricot sec, compagnon de la flatulence, légume inconvenant, assoiffé de publicité, qui fait plus de bruit qu'il n'est gros. D'une façon générale, il ne faut pas abuser des farineux, à Vichy, pas même des lentilles bibliques, malgré leurs propriétés nutritives. Mangez peu de pain ; donnez la préférence à la croûte, au lieu de chanter le refrain classique, avec une légère variante : « J'aime mieux la mie, ô gué ! »

*Choufleur*. — Il n'a que de médiocres propriétés nutritives, et, comme le chou, ce type bonasse de la bêtise végétale, il détermine habituellement de la flatulence, lorsqu'il n'entraîne pas d'indigestion.

*Artichaut*. — Aliment perfide, qui sert de

prétexte pour abuser du vinaigre et autres condiments nuisibles; mangé à la poivrade, il ne
saurait être digéré que par des muqueuses com-
plaisantes. Cuit, et à l'huile, ou bien servi en gar-
niture, comme accessoire d'un plat de viande, il
peut varier le menu forcément restreint des diabétiques. Au reste, c'est l'image parfaite de la
poésie. Beaucoup de feuilles et peu de substance
vraiment nutritive !

*Épinards.* — Ce légume, d'une saveur fade,
appartient à l'alimentation douce, relâchante et
très peu réparatrice. Comme les pruneaux, il
remédie à la constipation. Utile aux hépatiques
et aux diabétiques, de même que la plupart des
légumes verts, chicorée, endives, laitues, céleri,
pissenlit, etc.

*Carotte.* — Une ébullition prolongée est nécessaire à l'hydratation de ses fibres ; elle ne se
digère bien que lorsqu'elle est petite et tendre.
La carotte contient du gluten, de l'albumine
végétale, *beaucoup de sucre*, de la mannite, de la
gomme, du ligneux et une matière résineuse qui
lui donne sa couleur. Les diabétiques ne devront
en manger qu'avec réserve. La carotte n'a

aucune action spécifique dans les maladies du
foie. Certains convives ont sans doute plaisir à
voir quelque chose de plus jaune qu'eux; mais
ce n'est pas une raison suffisante pour justifier
une crédulité absurde et se donner des indiges-
tions. L'estomac est absolument dans le cas de
légitime défense, lorsqu'il se révolte !

*Salade.* — Les hôteliers n'en servent que
rarement, par économie, et non parce qu'elle
est formellement contre-indiquée; comme cela
se répète depuis trop longtemps.

Les légumes verts sont au contraire utiles et
contre-balancent les mauvais effets d'un régime
trop animalisé. — Ces crudités ne peuvent être
contraires qu'à des entrailles douées d'une irritabilité extrême. — Les végétaux herbacés ne
sont prohibés que chez quelques gastralgiques,
lorsqu'il existe des flatuosités ou un état névro-
pathique de l'intestin. Et encore, lorsqu'ils sont
assaisonnés avec du jus de rôti, il est rare qu'ils
ne passent pas.

Mais le vinaigre, les acides, dit-on ? — Est-ce
une raison, parce que quelques rares malades ne
supportent pas les acides, pour défendre à tout

le monde des légumes inoffensifs, je dis mieux, appétissants?

Car, enfin, il est prouvé que la salade, dans certains cas, excite l'appétit et aide à ingérer d'autres aliments, qui, seuls, ne seraient pas acceptés.

Les végétaux herbacés, de même que les eaux de Vichy, alcalinisent ultérieurement les humeurs de l'économie.

*Fromage blanc.* — Les laitières de Vichy ne ressemblent pas à celles de Paris, qui se contentent de vendre un breuvage opalin et crémeux, qui n'a du lait que la candide apparence.

Ici, le laitage est généralement de bonne qualité et le fromage blanc bien préparé. — Ce dernier participe des propriétés du lait, qui est recommandé dans la plupart des affections du tube digestif, du foie et des reins. — On peut en manger sans inconvénients, avec du sucre, pourvu qu'il ne s'aigrisse pas sur l'estomac et ne donne pas lieu à des renvois. Les faits d'intolélérance sont tout à fait exceptionnels.

Inutile cependant d'imiter l'engouement des nourrissons et de tomber dans le travers de lactomanie qui est si fort à la mode.

Le régime lacté exclusif, absolu, n'est vraiment héroïque que dans l'ulcère de l'estomac et certaines néphrites; mais chez les dilatés, il offre souvent des inconvénients.

Je ne parle pas à dessein des fromages nauséabonds, j'allais dire homicides, qu'on ne devrait délivrer qu'à dose homœopathique aux personnes dont le goût est assez perverti pour rechercher la... putréfaction.

Ces fromages suspects contiennent un poison assez violent, appelé *tyrotoxicon*, dont l'action rappelle les effets toxiques de certaine charcuterie allemande ou du poisson gâté.

Avec les idées qui ont cours actuellement sur les microbes et l'action néfaste des ptomaïnes, nos hôtes feront bien d'imiter les mouches prudentes, qui, pour ne pas mourir à la fleur de l'âge, se contentent d'effleurer du bout de l'aile ces roqueforts importuns et autres produits extrà-odorants qui, à l'instar du progrès, ne restent pas stationnaires et marchent aussi!...

*Pâtisseries*. — Elles nourrissent peu et fatiguent la muqueuse en pure perte : des pesanteurs d'estomac, des éructations acides ou nidoreuses, l'amoindrissement de cet appétit qui réclame instinctivement les aliments réparateurs, sont les conséquences de l'usage de tous ces entremets que la sensualité recherche. C'est dans l'officine des pâtissiers que la gastralgie va se recruter.

Par conséquent, proscription à peu près générale. J'en dirai autant du chocolat, cette composition de plus en plus sophistiquée, dans laquelle il entre un peu de tout, quelquefois même du cacao.

*Fraises et fruits.* — A moins d'intolérance particulière, les fraises et les fruits à maturité peuvent être autorisés indistinctement chez la plupart des malades de Vichy. — Un peu de sucre et de vin facilite la digestion des fraises. — Les cerises, les abricots, les pêches, les poires fondantes, la prune, n'offrent pas d'inconvénients. — La cuisson leur donne des propriétés légèrement laxatives, qui ne sont pas à dédaigner, et rend leur assimilation bien plus facile.

Les fruits oléagineux, tels que la noisette, la noix, l'amande verte, les olives, ont été recommandés aux diabétiques. Les corps gras compensent dans une certaine mesure les pertes en glycogène et en sucre; ils préviennent ou retardent la consomption.

En revanche, les personnes qui ont des coliques hépatiques ou le foie malade, feront bien de s'en abstenir. La glande hépatique est chargée d'émulsionner les corps gras; il est inutile de lui donner un surcroît de travail, lorsque son fonctionnement est déjà défectueux, lorsque le liquide biliaire laisse déposer de la cholestérine, qui n'est autre chose qu'un corps gras.

La graisse existe normalement dans les cellules du foie; c'est un des résidus de la digestion qui, une fois élaboré, s'accumule dans la glande, et sert comme de réserve pour les besoins futurs de la combustion interstitielle. — L'essentiel est d'éviter la surcharge, capable de frapper la cellule dans sa vitalité.

Les fraises existent en abondance dans les environs de Vichy, et les tables d'hôte en sont abondamment pourvues. — On a vanté leurs bons effets contre la goutte et la gravelle. La vérité est que la fraise, bien que renfermant un suc acide, rend les urines alcalines, propriété que les cerises possèdent à un degré encore plus marqué (Henri Buignet).

Je ne m'explique donc pas les préventions de certaines personnes contre ces excellents fruits; j'admets des susceptibilités personnelles; mais de là à généraliser, il y a un abîme.

. . . . . . . . . . . . . . . . . . . . . . . . . . . . . . . . . . . . . . .

En résumé, il y aurait plus d'inconvénients que d'avantages à pousser trop loin le rigorisme, à mettre les hôtes de Vichy au régime de Sancho dans l'île de Barataria.

*
* *

Il est temps de parler du vin, dont l'intervention dans le régime thermal a pu être considérée comme une nécessité fort douteuse.

C'est là une médecine surannée, une chimie d'un autre âge, qui aujourd'hui n'a plus sa raison d'être.

Les acides, dont on s'est seulement occupé, sont les éléments transitoires, destructibles du vin, insignifiants dans les bons vins de table au moins, tandis que ce dont on n'a pas parlé, l'alcool, est la partie essentielle, fixe, et par suite, la plus importante à considérer, au point de vue de la restauration économique.

L'acide tartrique, comme les acides malique et citrique, une fois introduit dans l'économie, se détruit, se brûle et se transforme à la façon des acides des fruits.

Le vin doit à son principe alcoolique des propriétés stimulantes; à l'ensemble de sa constitution, des propriétés toniques qui lui assignent une grande place et presque le rang d'aliment dans notre diététique habituelle, celui d'un précieux médicament dans de nombreuses conditions de santé.

Le bordeaux est le vin par excellence; il laisse l'esprit lucide, n'agit pas sur le cerveau, ni sur l'estomac, d'une façon fâcheuse, pourvu qu'on en use avec modération, bien entendu.

Les Anglais ont à tort reproché au vin de Bordeaux de ne convenir ni aux goutteux, ni aux rhumatisants, ni aux dyspeptiques, *à raison de son acidité*; ils devraient plutôt incriminer la qualité du bordeaux que notre commerce leur envoie, que la valeur hygiénique absolue de ce vin précieux.

Pour les malades qui fréquentent Vichy, les vins blancs sont plutôt des médicaments que des aliments, et il ne faudra leur en permettre l'usage que s'il s'agit d'exciter l'excrétion urinaire, ou de combattre un état inquiétant de torpeur cérébrale.

Il ne sera pas superflu de rappeler que M. Lancereaux attribue aux excès de vin, et surtout au vin blanc, pris le matin à jeun, la majorité des cas de cirrhose observés à Paris.

Le champagne mousseux peut être considéré comme un des véhicules les plus agréables de l'acide carbonique, et il trouve son utilité dans tous les cas où celui-ci est indiqué. Le gaz acide carbonique à petites doses peut être considéré comme un excitant gastrique, tandis qu'au contraire, quand on l'emploie à doses plus élevées, non seulement il diminue, par une véritable anesthésie locale, la sensibilité morbide de l'estomac, dans les cas de gastralgie, mais son action s'étend plus profondément au plan musculaire de ce viscère qu'il stupéfie, et dont il arrête efficacement les contractions, dans les cas de vomissements opiniâtres. Toutes les fois que les convalescents présenteront, sans signe d'irritation gastrique ou d'état saburral, un certain éréthisme convulsif de l'estomac, quelle qu'en soit d'ailleurs la cause, il conviendra, quand les conditions de leur fortune le leur permettront, de substituer le champagne frappé à tout autre vin, et on arrivera souvent ainsi à modérer des vomissements rebelles jusque-là à tout autre moyen, et à prévenir les dangers d'une inanition menaçante. (Fonssagrives).

L'essentiel est d'éviter l'abus, malgré les phrases laudatives ayant cours forcé sur ce liquide jaseur, conseiller de folies, qui, après avoir mis de l'or dans les verres, met du soleil dans les cervelles et fait courir gaiement l'esprit gaulois sur la nappe.

Les diabétiques trouveront dans le vin rouge de bonne qualité une sorte d'aliment thermogène ; suivant l'expression de Bischoff, propre à compenser en partie la suppression des féculents. Pas d'excès cependant, car j'ai vu des hépatites surgir chez des diabétiques, qui prenaient plusieurs litres de vin par jour.

Nous ne parlerons, que pour les proscrire, de

certains vins recherchés par les gourmets, du
Johannisberg, des vins aromatiques de la
Moselle, de ceux de la Suisse, aussi bien que de
ceux de l'Espagne et de bien d'autres pays. Il
n'est pas prudent de faire un accueil trop cha-
leureux à tous ces hôtes, qui apportent des climats lointains une recommandation provocante,
mais dangereuse. — D'après Murchison, les boissons alcooliques contenant plus ou moins de sucre,
les liqueurs, le Malaga, le Porto, etc., seraient
plus nuisibles, *à quantité égale d'alcool*, que le
madère sec, le whiskey, le gin, le bordeaux, les
vins du Rhin. — Cela tient à la nature de l'alcool ; l'arome des liqueurs et le sucre dissimulent
en effet, le plus souvent, des esprits de fabrication inférieure.

Le vin potable doit avoir au moins un an. Les
vins nouveaux, ceux qui n'ont que trois ou
quatre mois, retiennent la plupart des qualités
du moût, et n'ont déposé qu'une portion de lie ;
ils sont lourds, d'une digestion difficile, laissent
dégager dans les premières voies une grande
quantité d'acide carbonique et donnent lieu à
des rapports aigres et à des coliques. Les vins

vieux sont, au contraire, plus digestibles, plus
moelleux, d'une saveur plus fine, moins spiritueux sans doute, mais meilleurs au goût et au
parfum.

*
* *

Le café, par son alcaloïde, la caféine, diminue
non seulement l'urée, mais l'acide urique et les
urates. Il est en général salutaire aux goutteux,
s'ils ne prennent pas d'aliments en excès. Certaines affections du foie paraissent contre-indi-
quer l'usage du café; on a vu des coliques hépatiques se reproduire sous l'influence de cette
boisson. Le café ne convient pas à toutes les
constitutions, à tous les estomacs : les personnes
d'une grande irritabilité nerveuse, les jeunes
filles, les jeunes gens, ceux qui éprouvent facilement des palpitations, de l'insomnie, feront
bien de s'en abstenir.

Mais, ces réserves faites, qu'il me soit permis
de proclamer bien haut la valeur nutritive et
hygiénique du café : la précieuse liqueur excite
l'estomac, réveille ses aptitudes fonctionnelles,
produit une sensation d'alacrité corporelle,

d'aptitude au mouvement, et justifie, par son action céphalique et exhilarante, la dénomination de boisson intellectuelle; il agit agréablement tout à la fois sur les sens et sur la pensée.

Malgré tout, on devra éviter d'en prendre deux fois par jour, et s'arranger de façon à ce que cette petite débauche ne nuise pas à la promenade, après le déjeuner, et ne s'accomplisse pas dans un milieu surchauffé ou empesté par les fumeurs circonvoisins.

Inutile d'ajouter que le café est bien plus salutaire chaud que glacé. Et, ici, j'ouvre une parenthèse pour condamner la plupart des boissons glacées, qui ne rafraîchissent que momentanément et peuvent amener des accidents graves, lorsqu'elles sont prises rapidement et à jeun. Immédiatement après les repas, il y a moins d'inconvénients.

Le petit nombre d'accidents observés dans nos réunions, et spécialement dans nos bals, à la suite de l'usage des glaces, s'explique par la lenteur avec laquelle elles sont introduites dans l'estomac, lenteur d'autant plus grande que leur température est plus basse.

Il est préférable, malgré tout, de ne prendre que des boissons fraîches ou chaudes. Une tasse de thé léger, un verre de punch, mettent promptement fin à la sècheresse brûlante de la peau, et, par la légère transpiration qu'ils excitent, produisent finalement un sentiment de fraîcheur agréable.

On a depuis longtemps signalé les qualités toxiques de l'air des cercles et des estaminets. Les effets que produit cette atmosphère confinée et pleine de vapeurs malsaines, tiennent à la fois du vertige, de la congestion cérébrale et de l'asphyxie. Si les gens en santé n'ont rien à gagner dans un air pareil, à plus forte raison les malades, les sujets à prédisposition cérébrale ont tout à y perdre.

*
* *

Il me reste à parler du *bock* et du *petit verre*.

Prendre après les repas un petit verre de bon cognac, d'anisette, de chartreuse authentique, n'est point une mauvaise chose, surtout lorsqu'on en a contracté l'habitude depuis longtemps et qu'il n'existe pas de contre-indication. Mais l'alcool pur ne convient pas à la plupart des arthritiques qui fréquentent Vichy, à ceux surtout qui ont le tube digestif et le foie déjà malades.

L'alcool entraîné dans le torrent circulatoire s'oxygène en partie, se transforme utilement, brûle et agit comme les matières grasses. Mais, lorsqu'il est ingéré en trop grande quantité, tout n'est plus oxygéné; une portion se dépose et reste dans nos organes; c'est ainsi que chez certains alcooliques on a constaté après l'autopsie, dans le cerveau notamment, la présence de l'alcool; l'acool non oxygéné dans l'économie se dépose aussi dans le foie et produit la cirrhose.

Au point de vue de l'influence de l'alcool sur la digestion, Gluzinski a fait un grand nombre d'expériences, particulièrement sur les albuminoïdes, qui établissent les bons effets des petites doses d'alcool et les effets funestes de doses plus élevées.

Pris en faible quantité, l'alcool est absorbé si rapidement que c'est à peine si on peut le constater dans l'estomac; il stimule la sécrétion du suc gastrique immédiatement après son absorption.

Les effets sont tout opposés avec des doses plus élevées. Non seulement celles-ci retardent la digestion et les aliments séjournent longtemps dans l'estomac, mais encore l'hypersécrétion et son acidité croissante, consécutives à l'absorption de l'alcool, mettent l'estomac dans des conditions si désavantageuses, qu'il ne tarde pas à se produire un catarrhe et une sécrétion acide exagérée.

— Pendant la cure alcaline, avec l'adjuvant que les eaux apportent à l'appétit et à la digestion, il me paraît préférable de s'abstenir.

Les maux de l'alcoolisme, issus de la plus grossière des sensualités, que nous devrions bien abandonner à nos voisins, les Anglais et les Allemands, sont plus répandus qu'on ne pourrait le croire dans les classes élevées de la société; plusieurs des maladies de l'estomac et de la glande hépatique, que l'on vient traiter à Vichy, n'ont pas d'autre point de départ.

A Paris, l'alcool, d'après Lancereaux, cause plus de morts que n'importe quelle maladie bien caractérisée, excepté la phthisie pulmonaire.

Au dernier congrès, un orateur ayant naïvement soutenu qu'il ne fallait pas parler aux

enfants de la nocivité du vin et de ses dérivés,
afin de ne pas faire naître dans leur esprit l'idée
irrévérencieuse qu'un don de Dieu pût être une
chose pernicieuse, le docteur Drysdale s'empressa
de répliquer que, parmi les dons si variés de la
nature, il pourrait bien s'en glisser quelques-uns
qui fussent des dons du diable!

Certes, l'alcool est au nombre de ceux-ci, car
son usage immodéré est une des causes les plus
actives de décrépitude et de dégradation intellectuelle. Qui ne connaît l'histoire du grand
alcoolique des *Nuits*, Alfred de Musset? Son
influence fatale se fait encore sentir sur la génération de l'homme, assez coupable pour souscrire
à sa ruine organique et à celle des enfants qui
naîtront de lui.

Le mal est tellement répandu que le corps
médical tient de plus en plus à restreindre les
indications de l'alcool, dans les maladies aiguës
et chroniques, craignant que son introduction
trop fréquente en thérapeutique ne constitue un
encouragement, aux yeux du public.

On raconte qu'un ivrogne illustre renonça à

ses habitudes parce que, en état d'ébriété, il voyait sa belle-mère en double.

C'était horrible, je le concède, mais les suites de l'alcoolisme sont encore plus hideuses. A Vichy, plus qu'ailleurs, je condamne l'heure fatale, l'heure verte, que tant de personnes perdent à prendre des apéritifs. — On demandait au professeur Trousseau ce qu'il pensait du bitter et du vermout pour donner de l'appétit : « Je pense, répondit-il, qu'il ne faut pas s'ouvrir l'appétit avec une fausse clef. »

« Un fait qu'il faut proclamer bien haut, dit M. Bergeron, sans jamais se lasser de le rappeler (car si tout le monde le sait, tout le monde aussi semble l'oublier), c'est que toute boisson alcoolique, vin, bière, cidre, eau-de-vie ou liqueur, lorsqu'elle est prise en dehors des repas, agit beaucoup plus rapidement et avec beaucoup plus d'énergie sur les organes, et particulièrement sur l'estomac et sur le cerveau, que lorsqu'elle est mélangée aux aliments. L'immense majorité des cas d'alcoolisme aigu ou chronique est due à la funeste habitude qu'ont aujourd'hui tant de gens, dans toutes les classes de la société, de prendre,

soit le matin à jeun, soit avant le repas du soir,
les uns du vin pur, les autres, et malheureusement en plus grand nombre, de l'absinthe,
des vins alcooliques secs, de l'eau-de-vie ou des
liqueurs. Cet usage a fait de rapides progrès
depuis vingt ans, et c'est à lui qu'il faut attribuer en grande partie l'affaissement physique et
et moral de notre pays. »

C'est le cas de répéter que ces esprits sont
ennemis de l'esprit!

*<br>* *

Lorsque les repas ont été suffisamment arrosés,
et que, d'autre part, on va boire aux sources, on
est peu tenté d'ingurgiter de la bière dans l'intervalle. Je consacrerai cependant quelques lignes à
cette boisson, dans l'intérêt de ceux qui sont
atteints d'une soif inextinguible.

La bonne bière renferme de la dextrine, des
matières azotées, albuminoïdes et protéiques,
des matières gommeuses, des phosphates et des
carbonates alcalins; principes qui, pour la réparation de nos tissus, ont une importance capitale.

La bonne bière est donc une excellente boisson, pourvu qu'on en use comme du vin, avec modération. Mais on désigne souvent sous ce nom des mélanges hétérogènes qui ne contiennent aucun des éléments sains et nutritifs que nous venons d'énumérer.

Parmi les substances que la fraude introduit dans la fabrication de la bière, il en est dont l'influence à longue échéance sur l'économie est certainement funeste; citons seulement la couperose verte et l'alun. Mais, à côté de ces agents, on peut rencontrer des poisons redoutables, et la faible proportion employée ne saurait servir d'excuse. C'est ainsi que la noix vomique, la coloquinte et la strychnine ont été utilisées pour remplacer l'arome agréable du houblon, qui est la substance la plus coûteuse de la bière.

Les autres substances empruntées au règne végétal, et qui sont malheureusement d'un usage journalier, les lichens, les feuilles de méniante, la gentiane, ont l'inconvénient de ne point avoir l'arome agréable du houblon et de ne remplacer que son amertume.

L'orge est souvent remplacée par d'autres céréales ou par du sirop de fécule de pommes de terre, dont le bas prix permet aux brasseurs de réaliser des économies considérables. Mais ce produit contient toujours une notable proportion de sulfate de chaux, provenant de la saturation par la craie de l'acide sulfurique qui a servi à transformer la fécule en glucose. On ne saurait fabriquer de bonne bière avec cet ingrédient, et c'est à tort que l'autorité en tolère l'emploi.

On le voit, il est difficile de rencontrer une boisson qui présente toutes les conditions d'une bonne composition. *Et nunc erudimini.*

On devra en général préférer les bières faibles aux bières fortes, ces dernières étant trop alcoolisées.

L'abus de la bière provoque l'embonpoint; mais il ne faut pas confondre cet embonpoint avec celui qui se produit normalement chez certains individus; il est de tout autre nature.

Le peuple, auquel cette distinction n'a pas échappé, dit que la bière produit de la mauvaise graisse, et si l'expression est triviale, le fait observé est vrai.

Par conséquent, les malades atteints d'obésité

3

ou ayant une tendance à *prendre du ventre* devront s'en abstenir.

*
* *

Je viens de prononcer le mot obésité, et je tiens à présenter quelques considérations à ce sujet : Un plaisant disait d'un homme excessivement gras que Dieu ne l'avait créé que pour montrer jusqu'à quel point la peau humaine pouvait s'étendre, sans rompre.

Il n'est malheureusement pas nécessaire d'atteindre des proportions aussi extraordinaires, pour en être incommodé. Beaucoup d'obèses sont dans un état continuel de malaise et incapables de supporter le moindre effort. Toutes les fonctions sont plus ou moins précaires, plus ou moins languissantes ; la capacité pulmonaire est diminuée et la puissance intellectuelle se rapetisse à l'existence végétative du corps.

L'obésité nuit du reste à la beauté, à l'harmonie des proportions. Il y a là, on le comprend, un grave sujet de préoccupations et de tristesse pour beaucoup de dames d'abord et pas mal d'hommes ensuite.

J'emprunte à M. Dujardin-Beaumetz quelques-
unes de ses recommandations, en pareil cas. —
Je ferai d'abord remarquer avec lui que le régime
des obèses est généralement un régime insuffisant. On peut s'en convaincre, en examinant le
tableau suivant, où se trouvent résumées les
prescriptions de divers auteurs :

RÉGIME MOYEN DES OBÈSES

|  | Matières albuminoïdes. | Matières grasses. | Matières hydrocarbonées. |
|---|---|---|---|
| Voit........... | 118 | 40 | 150 |
| Harvey......... | 170 | 10 | 80 |
| Ebstein........ | 100 | 85 | 50 |
| Œrtel.......... | 155-179 | 25-40 | 70-110 |
| Ration normale.. | 124 | 55 | 435 |

Cette ration insuffisante fait que chez l'obèse
il y a toujours de l'autophagisme ; c'est cet
autophagisme qui amène la réduction de l'obésité, et lorsque l'on examine attentivement
chacun de ces régimes, on voit que par des arti-
fices variables ils arrivent tous au même but :
réduire la ration journalière.

Si Ebstein conseille les graisses, c'est parce

qu'elles diminuent la sensation de faim, et que par le dégoût qu'elles produisent, comme l'avait dit Hippocrate, elles empêchent l'obèse de trop manger. Si Dancel repousse les sauces et tous les condiments, c'est que les mets bien préparés excitent le désir de manger. Si d'autres, comme Bouchard, ordonnent un régime exclusif d'œufs et de lait, c'est parce que l'uniformité même du régime amène une certaine fatigue et un certain dégoût. Si Schwenninger défend de boire aux repas, c'est parce qu'il sait bien qu'il est difficile de manger sans prendre de boisson.

En un mot, il s'agit, par des moyens usuels, de diminuer l'alimentation de l'obèse, et surtout d'abaisser à son minimum les quantités d'aliments féculents et hydrocarburés qu'il doit prendre.

Les obèses forts et vigoureux, grands mangeurs, peuvent subir toutes les rigueurs du traitement de la réduction ; mais ils ne sauraient en être de même de ceux qui sont faibles et débiles, à chair molle et flasque. — Des toniques et des reconstituants peuvent devenir nécessaires, chez ces derniers ; on peut leur permettre un vin généreux, tandis que, selon le docteur Saint-Germain, l'alcool et même le vin doivent être proscrits chez les premiers.

Comme, dans un très grand nombre de cas, la polysarcie constitue une maladie secondaire, M. Dujardin-Beaumetz examine d'abord le cœur et la circulation. La dégénérescence graisseuse du cœur est, en effet, une complication qu'on retrouve souvent, et cette dégénérescence doit modifier dans une certaine mesure la rigueur de nos ordonnances. Donc, après avoir vérifié l'intégrité des organes, il prescrit le régime suivant :

1° Pour les boissons, il limite la quantité de liquide à prendre à chaque repas à un verre et demi (c'est-à-dire 300 grammes) de vin rouge ou blanc, coupé avec de l'eau de Vals ou de Vichy. Si le malade a assez d'énergie pour ne prendre aucun liquide en mangeant, il peut boire du thé léger, sans sucre, deux heures après avoir mangé, comme le veut Schwenninger.

Proscription absolue des vins liquoreux, des liqueurs, eaux-de-vie et de la bière. — Un peu de café noir, à la fin du déjeuner, n'est pas défendu.

2° Pour les aliments, il repousse ceux qui sont trop aqueux, tels que la soupe : il autorise les œufs, le poisson, les viandes, les légumes verts et les fruits, mais réduit à leur minimum les féculents.

Pour le pain, il ordonne surtout un pain léger et dont la croûte forme la plus grande partie, de manière à avoir un pain volumineux sous un poids réel très léger. Défense absolue de la pâtisserie.

Il exige que le malade pèse avec grand soin tous ses aliments et se tienne rigoureusement dans les poids que je vais fixer.

Premier déjeuner à huit heures : 25 grammes de pain; 50 grammes de viande froide (jambon ou autre); 200 grammes de thé léger sans sucre. Deuxième déjeuner à midi : 50 grammes de pain; 100 grammes de viande ou de ragoût, ou deux œufs (l'œuf privé de sa coque pèse 45 à 50 grammes); 100 grammes de légumes verts; salade; 15 grammes de fromage; fruits à discrétion.

Dîner à sept heures : pas de soupe ; 50 grammes de pain ; 100 grammes de viande ou de ragoût, 100 grammes de légumes verts ; 15 grammes de fromage ; fruits à discrétion.

A ce traitement est joint l'emploi des purgatifs, sous forme d'eaux purgatives, soit sous forme de pilules ou de poudre laxative. — Des exercices corporels appropriés au sujet et le massage viennent compléter ce traitement, qui réussit bien chez les personnes qui ne dépassent pas trente ans et est moins efficace aux approches de la cinquantaine. Dans tous les cas, la persévérance est nécessaire et les malades ne devront pas revenir à leurs anciennes habitudes, dès qu'ils auront obtenu un peu d'amélioration, sous peine de perdre rapidement les bénéfices péniblement acquis.

Le docteur Leven soutient que l'obésité ne se montre que quand le système nerveux est déséquilibré. En conséquence, dans son traitement, il n'a en vue que ledit système nerveux et *il proscrit* tout aliment ou médicament irritant l'estomac, la gymnastique, les armes, les excès de travail intellectuel, etc.

En dehors des sages recommandations qui précèdent, je prescris à mes clients de ne rester au lit que le temps strictement nécessaire, de ne pas lire, sous prétexte de provoquer le sommeil, et d'user largement de l'hydrothérapie.

Sous l'influence de l'eau froide, le système musculaire gagne de la force et de l'énergie; il soutient sans fatigue, au bout d'un certain temps, des exercices dont il n'était pas capable auparavant; la paroi abdominale se rétracte; l'assimilation, la nutrition, l'absorption interstitielle sont activées; la vigueur de l'esprit s'accroît en même temps que celle du corps, et l'on éprouve un sentiment de bien-être qu'on n'avait pas soupçonné.

Quelques personnes se font à tort un épouvantail de l'hydrothérapie. La tolérance s'établit rapidement et le résultat est assez important, pour triompher de la pusillanimité la plus enracinée. La crainte des artropathies, chez les sujets rhumatisants, commande de tâter prudemment le terrain et de commencer d'abord par de l'eau chaude ou tiède. Avec cette précaution, rien à

craindre, puisque le résultat obtenu indiquera la
conduite à tenir.

*
* *

J'ai parlé plus haut du massage; qu'il soit
employé sous forme d'effleurage, de frictions, de
pétrissage ou de tapotement, il réussit très bien
dans l'obésité. Non seulement la circulation
profonde, mais encore la circulation du muscle
et de la peau en sont avantageusement modifiées.

L'action résolutive du massage est connue
dans les affections inflammatoires intra ou périarticulaires, spécialement dans les cas d'entorses
simples ou compliquées, sauf, bien entendu,
celles où il existe une fracture des extrémités.
Les raideurs articulaires, l'arthrite chronique,
les engorgements périarticulaires, les synovites
chroniques, le rhumatisme sous toutes ses
formes, sont tributaires d'un traitement par le
massage, de l'avis de tout le corps médical. —
On admet aussi son influence heureuse dans
les sciatiques rebelles, dans certains tics douloureux, dans la migraine elle-même, dans les
œdèmes; mais on connaît moins son action,

pourtant très réelle, dans les affections abdominales, la dilatation de l'estomac, la constipation.
— Les observations cliniques et les recherches
de Chpoliansky et de Gopadze, en Russie,
prouvent que le massage active les fonctions
d'assimilation du tube digestif et favorise la
marche du bol alimentaire.

Je fais généralement masser les malades qui
ont la paroi du ventre relâchée et le foie déve-
loppé. Chez quelques dames, qui présentaient
un véritable tablier de chairs retombantes, j'ai
obtenu des modifications assez rapides, qui, au
bout d'une dizaine de jours, leur permettaient
déjà de marcher, de se courber, de mettre leurs
chaussures elles-mêmes, de respirer enfin beaucoup plus librement.

*
* *

Ce serait peu de choisir avec soin les aliments
et les liquides, si on ne se mettait pas dans les
meilleures conditions possibles pour les utiliser.
On a dit avec raison que la gaieté était la sœur
de la santé; elle devrait avoir son couvert à
toutes les tables.

Surtout, laissez voguer en paix le vaisseau de la chose publique! Pas de politique pendant les repas; laissez cette besogne à ceux qui y sont condamnés par profession ou par ambition. La politique a beau faire dans la conversation l'office des quatre mendiants, qu'on ne sert que dans la saison improductive et lorsque les primeurs manquent, il faut lui donner congé pendant votre séjour à Vichy. Heureusement les hostilités dues à des opinions différentes tendent à s'apaiser; bientôt, je l'espère, les maîtresses de maison qui tiennent à leur porcelaine pourront faire dîner ensemble l'aigle, le lys et le bonnet phrygien, sans craindre la casse. La sociabilité naturelle au caractère français reparaîtra alors dans sa bonne grâce !

S'il n'est pas absolument vrai, comme l'a insinué un auteur en vogue, que les qualités morales soient liées parfois à l'excellence de l'estomac, qu'une bonne digestion soit la preuve d'une conscience pure, il est certain que la contention d'esprit, les préoccupations de toute nature, les causes morales tristes, ont un retentissement regrettable sur les voies digestives.

A Preston, devant les habitués du Harris Institute, sir John Lubbock, l'éminent physicien de la Grande-Bretagne, vient de faire une conférence « *sur l'art de régler sa vie* ». Avec son bon sens pratique et sa saine philosophie, il a recommandé à ses auditeurs de combattre le spleen et de profiter de toutes les occasions de détente intellectuelle, qu'ils peuvent rencontrer.

Voici du reste le passage principal de sa causerie familière :

« Loin qu'il faille considérer l'effort soutenu et journalier comme l'unique loi qui régisse l'individu, il faut toujours faire leur place aux plaisirs, aux saines distractions, aux joies de la famille et de l'amitié. Le vrai devoir de l'homme est d'être heureux, et de rendre heureux ceux qui l'entourent.

» Or, le secret du bonheur est de bien remplir sa tâche, quelle qu'elle soit, et on n'y arrive jamais mieux, selon le mot de Pline, qu'en sachant se divertir à propos et se tenir en gaieté.

» En général, la grande difficulté n'est pas tant de se procurer ce qui amuse à l'occasion,

que de résister aux assauts de la douleur et des
soucis. Parmi ces soucis, il en est sans doute
d'inévitables. Mais n'y en a-t-il pas un grand
nombre que l'homme sage peut conjurer, s'il y
apporte un peu de soin, ceux par exemple qui
proviennent d'une négligence habituelle des principes élémentaires de l'hygiène?

» La maladie, les petites incommodités sont
en effet la grande source de la préoccupation et
de la tristesse. Or, il faut bien le dire, dans les
trois quarts des cas, l'individu semble avoir eu
en vue de se les assurer, au lieu de conduire sa
vie en vue de les éviter.

» Peu de gens savent à quel point la santé de
l'individu est véritablement à sa discrétion. Chacun sait bien qu'il peut à volonté se rendre
malade, mais on oublie trop qu'on peut également beaucoup pour rester bien portant. La
sagesse des nations proclame qu'à quarante ans
quiconque n'est pas un sot doit être plus ou
moins médecin. Malheureusement, le plus
grand nombre des hommes, au lieu d'être médecins, à cet âge, sont malades. Et qu'aurait-il
fallu pour leur épargner ce supplice? Rien de

plus que des habitudes régulières, de l'exercice quotidien au grand air, de la propreté personnelle, une alimentation bien comprise, et, spécialement, la modération dans le boire et le manger. Neuf fois sur dix le malade ne doit sa maladie qu'à lui-même. »

En conséquence, je voudrais que chacune des heures de nos hôtes fût marquée par une distraction ou un délassement. Je voudrais les voir constamment épanouis par les échos d'une joie entraînante.

Il faut qu'un rayon vienne sourire, du matin au soir, à travers les brumes des cerveaux les plus atrabilaires et leur fasse oublier les chers *absents*.

*<br>* *

Sur ce dernier mot, qu'il me soit permis de formuler le vœu que chaque cure soit entreprise isolément par les ménages, surtout par les dames, qui ont une métrite. Une courte séparation est toujours excellente, même pour les couples les plus unis. L'éloignement est la source où l'amour se retrempe. Le cœur lui-même a besoin de faire relâche. Il lui faut des vacances.

Pendant cette séparation forcée, on oublie les petits froissements, les côtés prosaïques de l'éternel tête-à-tête. Les scories disparaissent et le bonheur reste. On dirait que l'absence le tamise et le passe au crible, pour n'en retenir que l'exquis. Comme on ne peut pas se rejoindre, on brûle de se revoir, et généralement, d'un commun accord, on abrège le sursis. Tout alors change d'aspect. Il semble que ce soit du fruit nouveau qui vous arrive. Ce n'est que du fruit habilement conservé; mais elles sont si bonnes, et si parfumées, ces pommes d'hiver! La réunion attendue, désirée, et même devancée, vous remplit d'une immense joie. Vous vous semblez rajeunis l'un à l'autre, et le fait est que vous avez pris un bain de Jouvence, qui n'était pas indispensable peut-être, mais qui a eu incontestablement son utilité. Le sentiment redevient passion; en même temps qu'il s'est rafraîchi, il s'est rallumé, et il se retrouve d'admirables éclairs! (Quidam.) Quant aux ménages dont le foyer ressemble à une glacière, la séparation sera encore plus avantageuse.

Ceci dit, je reviens à mon point de départ et

je me résume, en disant à nos malades, spécialement à ceux qui recherchent la solitude et
laissent appesantir sur leurs épaules la main cro-
chue de la misanthropie :

Hâtez-vous d'éloigner tout sujet de mélancolie ;
au lieu de les fuir, recherchez les convives
aimables et de bonne humeur ; ne rougissez pas
de subir l'influence bienfaisante de la société des
femmes.

Elles empêchent les conversations à tempêtes
et à tintamarres, le déchaînement des langues.
A table surtout, elles jettent leur grâce, comme
un caducée, entre les grosses vanités et les prétentions criantes. Sans elles, l'inexilable égoïsme,
que l'art du monde, selon Barbey d'Aurevilly,
est de voiler sous des formes aimables, ne tarde
pas à mettre les coudes sur la table.

Que la gaieté règne en souveraine. Pas de
rire sournois à moitié honteux de lui-même,
donnez-moi une robuste octave de notes
joyeuses : cela réchauffe comme un cordial !

# DES PRÉCAUTIONS A PRENDRE

## DANS LES MALADIES DU FOIE ET DU TUBE DIGESTIF

On ne vit pas de ce qu'on mange, dit un vieil adage, mais de ce qu'on digère. — Il faut donc digérer, et cette nécessité est un niveau qui couche sous sa puissance le pauvre, le berger et le roi!... L'importance capitale de cette fonction a fait considérer l'homme comme n'étant en résumé qu'un tube digestif, muni d'appareils accessoires, qui sont troublés quand ce réservoir alimentaire fonctionne mal.

Si l'on mange trop précipitamment, si les dents ou les mâchoires sont en mauvais état, le bol alimentaire ne sera pas suffisamment broyé et imprégné de salive. Arrivant dans l'estomac sous une forme trop grossière, il exigera un sur-croît de travail de cet organe. Nombre de dyspepsies n'ont pas d'autre point de départ.

Si la mastication est une condition essentielle

4

pour toute bonne digestion, elle devient encore plus indispensable chez les personnes âgées, dont les mâchoires ne fonctionnent plus avec la régularité et l'ardeur qu'elles avaient dans leur jeunesse.

La digestion, à un âge avancé surtout, s'accompagne parfois d'une certaine envie de dormir : il semble que la nature affaiblie ne peut suffire à la fois au travail de la digestion et à l'excitation des sens.

Si le besoin est trop impérieux, il pourrait y avoir inconvénient à y résister; mais d'une façon générale je repousse la sieste : elle énerve beaucoup plus qu'elle ne repose.

Dans les premiers moments de la digestion, il est dangereux de se livrer aux travaux de l'esprit, plus dangereux encore de fêter Cupidon. — Prenez de l'amour ce qu'un homme sobre prend du vin, ne devenez jamais ivrogne. Je vous concède un doigt de cet excellent bordeaux, mais pas deux, mais pas la main tout entière !

Cette observation contient un avis, même pour la jeunesse, qui ne regarde à rien, un conseil pour les hommes faits, et une loi pénale

pour ceux qui sont du mauvais côté de cinquante
ans. (Brillat-Savarin.)

> ..... Votre corps cacochyme
> N'est point fait, croyez moi, pour ce genre d'escrime.

*Cibi, potus, venus, omnia moderata sint,* lit-on
dans un vieil auteur : c'est là le secret de bien
des santés! Nous l'oublions jusqu'au jour où la
vie ne tient plus à nous, alors que nous tenons
encore à elle!

*<br>* *

La promenade avant et après les repas fait en
quelque sorte partie de la cure thermale.

Les médecins les plus éminents de notre
époque ont confirmé la plupart des applications
de l'exercice, dans la thérapeutique des affections
de l'appareil digestif :

« Le défaut d'un exercice régulier, écrivait
Chomel dans son *Traité des Dyspepsies*, est l'une
des causes les plus fréquentes de la dyspepsie;
son influence sur le dérangement des organes
digestifs est d'autant plus grande que le sujet a
des muscles plus forts et plus aptes à supporter

le mouvement : la vie sédentaire est généralement, par ce motif, plus nuisible aux hommes
qu'elle ne l'est aux femmes, qui, d'ailleurs,
trouvent dans la surveillance et les soins du
ménage une cause de mouvement que n'ont
pas les hommes. Un exercice modéré est un
auxiliaire indispensable pour les bonnes digestions ; on pourrait dire proverbialement qu'on
digère avec ses *jambes* autant qu'avec son
*estomac.* »

Les promenades sont assez variées et assez à
proximité de toutes les habitations, pour que
les buveurs puissent se procurer cette distraction
dans les meilleures conditions.

Ceci s'adresse au sexe dit faible, aussi bien
qu'au sexe qu'on croit fort ; mais je tiens à pré-
munir particulièrement les dames qui habitent
en province, dans un petit endroit, fût-il orné
d'un sous-préfet ou d'un tribunal, contre leurs
funestes habitudes d'inertie. — Elles s'occupent
dans leur intérieur, sans doute ; mais elles s'y
confinent, surtout pendant l'hiver, dans une
tenue abandonnée, sans stimulants, indifférentes
à tout, sauf aux potins du voisinage, et ne le

quittent que le dimanche pour aller aux céré-
monies religieuses ou pour faire quelques
visites. Aussi, tout en étant dans de meilleures
conditions hygiéniques, dans un milieu plus
sain, elles se portent souvent moins bien ou font
moins d'exercice que leurs sœurs des grandes
villes, surtout les Parisiennes, qui s'intéressent
à tout et ont au moins la curiosité des arts et
des colifichets. — Ces dernières sortent généralement tous les jours ; il faut que la température
soit d'une inclémence rare pour qu'elles
renoncent à trottiner, à faire un tour là où on
se rencontre et où on peut les admirer. Elles ont
en outre des habitudes de propreté absolument
inconnues en province ; elles usent fréquemment
des bains et des ablutions les plus intimes, alors
que les bourgeoises de Carpentras et de Carcas-
sonne passent des mois entiers sans se plonger
dans l'onde pure.

Aussi, les premières conservent longtemps
leurs allures jeunes, leur démarche, leur sveltesse
et leurs avantages ; les secondes se laissent
envahir prématurément par l'embonpoint ; après
quelques années de mariage, elles n'ont plus de

taille et offrent au nord et au midi de leur personne des empâtements gélatineux, des étages
chancelants de tissus adipeux, qui n'ont rien de
commun avec les convexités harmonieuses
qu'elles envient à leurs modèles.

Donc, mesdames, ne craignez pas de vous
remuer, d'agir, de vous dépenser. — Prenez des
chaussures en conséquence, des chaussures au
talon raisonnable, pas trop exiguës, qui per-
mettent la marche. Après une bonne course,
vous vous reposerez avec plus de plaisir sous
l'abat-jour des marronniers et vous aurez acquis
le droit de critiquer les matrones impotentes qui,
tous les ans, font la stupéfaction de nos hôtes.
Les stations prolongées sous les arbres ne sont
condamnables que le soir, lorsque le sol est
humide, après des pluies prolongées.

*
* *

Employé avec modération, sans provoquer de
lassitude, c'est-à-dire dans des conditions répara-
trices suffisantes, l'exercice sous toutes ses formes
(gymnastique, escrime, danse, marche, équitation, etc.) établira un juste équilibre entre

toutes les fonctions, qui s'accompliront désormais avec plus de régularité. La respiration deviendra plus large, l'appétit augmentera, les digestions seront plus faciles, le sommeil plus réparateur.

La gravelle, la goutte, la glycosurie, l'obésité, ont été guéries ou considérablement atténuées par les effets de l'exercice et du régime combinés.

On recommande encore l'exercice dans les gastralgies, dans les engorgements du foie, attendu que la gymnastique est une des conditions essentielles du libre accomplissement des fonctions abdominales.

Nul doute aussi que les affections nerveuses si nombreuses, qui trouvent leur source dans une existence sédentaire ou mondaine, ne soient susceptibles de ressentir une amélioration sensible de tout ce qui peut augmenter l'activité des fonctions organiques.

Rappelons, pour mémoire, qu'il existe un programme de gymnastique en chambre ; toutes les personnes qui sont obligées de rester inactives et qui l'ont suivi, en ont ressenti les meilleures effets.

Le jeu de billard, qui exige un exercice modéré, sera souvent une excellente chose, après les repas. Le docteur Patézon le recommande tout particulièrement :

« Je ne connais pas, dit-il, d'exercice plus salutaire. Il occupe le système musculaire, sans pourtant occasionner de fatigue. L'homme qui s'y livre marche, se penche, exécute des mouvements des bras qui se communiquent au tronc, et en même temps son esprit trouve des stimulants. Il imagine des combinaisons, se déride à la vue d'un coup habile ou heureux, anime la conversation par ses saillies, et la digestion se trouve faite. »

Je n'ai jamais goûté personnellement un plaisir sensuel à voir des billes d'ivoire s'entrebaiser sur la pelouse verte du tapis; j'ai toujours préféré une promenade au grand air aux coulés sobres, aux massés machiavéliques, aux rétros sataniques des amateurs, pour qui le carambolage n'a plus de secrets; mais enfin, lorsque le soleil est torride ou qu'il pleut, cet exercice est encore préférable à l'inertie.

Lorsque l'estomac est occupé à la digestion, il

doit être le siège d'une réaction suffisante, et aucun organe, aucun système ne doit dériver à son profit le sang, le calorique, l'influx nerveux, dont le viscère gastrique a le plus grand besoin pour accomplir ses fonctions. C'est pourquoi on ne devra se livrer, après le repas, ni à un travail d'esprit trop sérieux, ni à des *mouvements trop violents*.

Aussi ne faudra-t-il jamais faire d'équitation immédiatement après.

Il y aurait un inconvénient sérieux à abuser de l'exercice dans les maladies des organes pelviens : les longues excursions, les promenades trop prolongées et trop répétées, la fréquentation assidue des soirées, des bals, entraînent fatalement des exacerbations inflammatoires, des phénomènes douloureux et fluxionnaires du système utéro-ovarien ; leur influence psychique et la fatigue physique qu'elles entraînent ne peuvent qu'être préjudiciables à la cure thermale.

La danse elle-même, qui est un agréable correctif de la vie sédentaire, la danse, qui contribue à l'éducation physique et seconde l'harmonie du développement, devient une mauvaise chose lorsqu'elle est trop répétée ou qu'elle se prolonge outre mesure.

Depuis quelques années, du reste, on encourage peu la chorégraphie à Vichy. Si cela continue, les jeunes gens perdront complètement l'habitude d'avoir des conversations météorologiques, sur le temps qu'il fait, et de marcher impitoyablement sur les pieds de leur danseuse, ce qui est impardonnable... il y a tant de place à côté.

Il est donc toujours regrettable qu'une soirée fasse brèche dans la nuit, alors que la matinée qui suivra réclame tous les instants du malade. Et puis, enfin, les refroidissements, la bronchite et le reste, attendent danseurs et danseuses à la porte, lorsqu'ils ont achevé de transpirer en cadence. Le danger est surtout à redouter pour les dames qui font généreusement les honneurs de leur corsage.

L'habitude d'aller *régulièrement* au spectacle ne me paraît pas non plus digne d'être encouragée, car l'atmosphère de la salle est forcément viciée et surchauffée. Et, encore là, il y a un certain dédommagement intellectuel ; mais que dire des cafés-concerts enfumés, où l'on va prendre un bain de bêtise épaisse. Il y a une sorte d'encanaillement à aller écouter leurs inepties; on s'y émousse le goût; on y boit une mauvaise eau-de-vie morale qui blase le palais et empêche de sentir les aromes de choix.

Il est beaucoup plus sain et tout aussi attrayant d'entendre le concert, qui a lieu sous la verandah, et, à défaut de concert, d'observer ce qui se passe sur les promenades ou dans le casino, ce kaléidoscope qui offre en petit l'image parfaite de la société, avec ses vanités, ses prétentions, ses ridicules : — les élégances douteuses, les mensonges plastiques des robes, les mines sombres des décavés, les fugues des amoureux dans les recoins, les grimaces de certaines dames, l'arrogance de celle-ci, la beauté piquante de celle-là, la laideur de tant d'autres, le contraste entre les femmes du monde et celles de tout le monde, etc., voilà autant d'occasions de commentaires intarissables.

Si vous tenez à fréquenter le théâtre, et ce goût se comprend bien pour les personnes qui en sont habituellement privées, faites une prome-

nade digestive, avant d'aller vous enfermer,
sortez dans le jardin pendant les entr'actes et ne
vous exposez pas aux courants d'air, à la sortie.
— Pas de noctambulisme consécutif, ni de
station à la salle de jeu ; vous devez vous coucher à une heure décente, car les veilles prolongées sont désastreuses. Ne vous endormez pas
en laissant votre fenêtre ouverte, quelle que soit
la chaleur. Le refroidissement nocturne pourrait
être dangereux.

En même temps que vous quittez vos vête-
ments, déshabillez aussi votre cerveau de toute
idée noire ou absorbante ; faites votre caisse, à la
façon du baron Desforges (V. *Mensonges*, par
Paul Bourget), c'est-à-dire repassez en esprit,
comme lui, les derniers incidents de la journée :
« Avoir fait du massage, de l'escrime, du cheval,
le matin, colonne des recettes, c'était emmagasiner de la santé. — Avoir bu du bourgogne à
dîner ou du porto rouge, son péché mignon, ou
mangé des truffes, ou aimé Suzanne..... colonne
des dépenses. — Quand il s'était permis un petit
excès contraire aux règles très réfléchies de sa
conduite, il pesait avec soin le pour et le contre,

et il concluait par un « ça valait » ou « ça ne valait pas la peine », motivé comme un arrêt de justice. »

Avec l'habitude de cet examen journalier, nos malades ne tarderaient pas à comprendre que leurs écarts sont toujours chèrement payés.

L'influence bienfaisante du sommeil s'étend à toute l'économie ; il la retrempe, il la régénère. Chaque réveil semble une éclosion nouvelle à la vie.

Les meilleurs moyens de maintenir et de rappeler le sommeil sont : la régularité des heures qu'on lui consacre, la tempérance, la proportion entre l'exercice et l'alimentation, l'abstention de travaux intellectuels excessifs de lectures ou d'entretiens émouvants, quelque temps avant de se mettre au lit, l'éloignement des stimulants sensoriaux, l'habitude de se lever matin.

On s'endort gaiement au souvenir d'une causerie amicale qui a semé de bons rêves sous l'oreiller ; le lendemain, on se relève plus fort que la veille, l'esprit plus sain, la tête plus légère, et on savoure son réveil à loisir comme fait un buveur bien appris du dernier verre d'une vieille bouteille !

Il ne faudra cependant pas trop le savourer ce réveil, il ne faudra pas se refuser trop longtemps aux réquisitions sonores de la pendule obstinée. Je sais tout ce qu'on a écrit sur la tyrannie du cadran ; je sais que c'est un ennemi qui nous compte implacablement notre existence, que la rêverie et la nonchalance sont impossibles près de cet instrument de torture ; mais le soin de votre santé vaut bien la peine que vous quittiez votre rêve charmant, que vous abandonniez votre lit, ce meuble délicieux, ce portefeuille à deux places, où nous oublions, pendant une moitié de la vie, les chagrins de l'autre moitié.

Sachez donc vous armer de courage et gardez-vous bien de négliger votre traitement... par paresse. — Rien de bon d'ailleurs comme la promenade matinale, à cette heure fraîche où tout s'anime, où l'air est imprégné des senteurs des foins et des tilleuls, où tous les êtres animés éclatent en chansons.

Hâtez-vous de profiter de ce matin si court, si souriant, que le temps va bientôt jeter à l'éternel égoût et dont la cloche prosaïque du déjeuner ne tardera pas à vous priver, au bruit narquois de ses dix coups!

*<br>* *

La quantité des aliments et des liquides doit être subordonnée au degré de force digestive de chaque malade et nullement à son appétit, mais sur quoi peut-on se baser pour établir cette capacité digestive?

La quantité de travail auquel l'homme est soumis est le vrai régulateur de la somme d'aliments qu'il doit prendre. Celui qui use peu de ses fonctions de locomotion (professions sédentaires, gens de lettres, artistes, écrivains, etc.), n'a besoin que d'une faible proportion de nourriture; celui qui, par contre, comme le manœuvre et l'homme des champs, développe constamment ses forces, doit recourir à une alimentation plus abondante; en même temps, la faculté digestive prend chez lui un remarquable accroissement et les aliments les plus grossiers passent sans difficulté, alors que l'homme de cabinet peut à peine digérer les mets les plus raffinés.

Une nourriture un peu uniforme peut conduire à la satiété et aboutir à la dyspepsie : il sera donc nécessaire de varier l'alimentation, pour que l'appétit puisse s'exercer dans toute sa plénitude.

J'ai presque hésité à énoncer cette idée, car j'estime que généralement on mange trop. Les centenaires sont d'ordinaire des gens sobres, ayant constamment usé d'une nourriture simple et frugale. Nos pères ne connaissaient ni les épices, ni les apéritifs, ni les mixtures cosmopolites qui assaisonnent nos menus, et ils vivaient bien plus longtemps.

Les dyspeptiques surtout doivent peu manger : dans une affection qui consiste dans une difficulté à digérer, il y a tout avantage à n'agir que sur une petite quantité d'aliments à la fois. Ceux-ci ayant subi une élaboration suffisante, sont assimilés d'une façon beaucoup plus complète et plus profitable.

Le cerveau, par lequel meurent tant de vieillards, a, qu'ils ne l'oublient pas, des rapports pathologiques très étroits avec l'estomac, et le signal de l'apoplexie est, le plus souvent, sous la dépendance d'une perturbation de ce viscère, d'une digestion défectueuse. La vieillesse, quelque gaillarde qu'elle soit, est de sa nature comme une espèce de maladie, a dit Ambroise Paré. Cette vérité est dure, mais il est salutaire de s'en pénétrer, car, à cet âge, les transgressions des limites de la sobriété ne demeurent pas longtemps impunies (Fonssagrives).

L'habitude de prendre des aliments et des liquides en trop grande quantité, en distendant l'estomac au delà de ses limites normales, détruit à la longue la tonicité de ses fibres musculaires. Les aliments sont mal digérés, des gaz se produisent et contribuent encore à favoriser la dilatation de l'estomac, chez les personnes prédisposées, qui ont une débilité préalable du tissu musculaire lisse. Il y a un relâchement consécutif et l'estomac ne se contractant plus, ou se contractant d'une manière insuffisante, la sécrétion stomacale est diminuée. Il finit en quelque sorte par se paralyser, comme la vessie, sous l'influence d'une rétention d'urine trop prolongée. Le catarrhe gastrique, produit par des fermentations anormales dans les substances ingérées, en est la conséquence la plus habituelle.

*
* *

Le professeur Germain Sée a récemment posé des règles alimentaires, en se basant sur la présence en excès ou en déficit de l'acide chlorhydrique. — Après avoir protesté contre l'abus du régime lacté, il s'élève également contre l'usage banal de prescrire indistinctement dans toutes les affections gastriques les viandes légères, tendres, avec suppression des végétaux, du gros pain, des amylacés et des graisses : c'est tout au plus, dit-il, si l'on peut tenter l'usage de ce régime chez les estomacs pauvres en acide chlorhydrique, comme chez ceux qui sont frappés de dyspepsie muqueuse, ou de dilatation compliquée de cette même dyspepsie, dans laquelle le mucus en abondance vient entraver l'action de l'acide chlorhydrique — rare et insuffisant.

Mais, dans ces circonstances, de même aussi que dans le cancer, où l'acide chlorhydrique manque totalement, il importe de savoir qu'il est inutile et souvent dangereux de se priver des ressources fournies par les substances amylacées et surtout par celles qui sont à la fois amylacées et azotées, comme les pâtes d'Italie et d'Auvergne, comme les légumes secs décortiqués.

Dans les conditions d'infériorité chlorhydrique, la période amylolytique est prédominante et rapide, et dans ces cas il se forme promptement une grande quantité de *maltose* absorbable. On peut alors permettre les soupes farineuses, les mets féculents sans graisse, parfois des pommes de terre, les racines finement divisées et les purées de légumes.

Inversement, le régime amylacé doit être sévèrement défendu dans les dyspepsies hyperchlorhydriques, car l'excès d'acide peut déterminer ou un spasme du pylore et retenir les aliments dans l'estomac, ou bien des contractions exagérées des muscles de l'estomac, qui hâtent, avant le temps voulu, règlementaire, l'expulsion des aliments incomplètement transformés. La viande et le poisson seront alors administrés *larga manu;* il est inutile de s'en tenir à la

volaille, au gibier, à la chair de veau ; les viandes
de bœuf ou de mouton, les poissons maigres, le
jambon, conviennent à merveille dans ces cas.

*<br>* *

Les repas doivent suffisamment être arrosés,
et le vin coupé avec de l'eau ordinaire, ou une
eau de table, peu chargée, peu active. — A moins
d'indication spéciale, l'eau minérale proprement
dite doit être exclusivement bue à la source, et
c'est bien à tort que certains malades s'efforcent
d'en absorber le plus possible, en mangeant.

Il existe une prise d'eau sur l'Allier et des
réservoirs, près du chemin qui conduit à la Côte-
Saint-Amand. — C'est une eau mal filtrée, très
trouble au moment des pluies, mais ne pesant
pas sur l'estomac, propre à tous les usages et
préférable à celle de la plupart des puits particuliers. Elle est riche en oxygène, très peu miné-
ralisée, presque complètement privée d'acide carbonique et de bicarbonates. — D'après M. Bretet,
pharmacien à Vichy, l'eau de Font-Fiolant peut
être considérée comme le type des eaux de nos
collines calcaires. Cette eau, très chargée de

bicarbonate de chaux, riche en acide carbonique
libre, ne contient que des traces de matières
organiques ; elle est impropre au savonnage, cuit
mal les légumes, incruste les conduites et les
met promptement hors d'usage ; mais c'est une
excellente eau potable.

Les considérations qui suivent feront comprendre l'utilité de l'introduction, dans l'estomac,
d'une certaine quantité de liquide, pendant la
digestion des albuminoïdes.

La puissance digestive du suc gastrique est
dans un rapport rapidement décroissant, bien
que toujours direct, avec la quantité de pepsine
qu'il contient. Mais plus cette pepsine est éten-
due d'eau, plus elle est apte à remplir le rôle qui
lui est dévolu. C'est un fait d'observation quotidienne que, quand une digestion artificielle
s'arrête, on lui redonne une activité nouvelle
en ajoutant un peu d'eau. Plus une solution
est concentrée, moins elle digère d'albumine
(Schwann, L. Corvisart). Ainsi, suivant
M. Schiff, une certaine quantité de pepsine
dissoute dans 200 grammes d'eau a digéré pendant un temps 196 grammes d'albumine solide ;

dans le même temps, la même quantité, avec 400 grammes d'eau, a digéré 391 grammes; avec 800, 680 grammes; avec 1.200, 880 grammes; avec 1.600, 870 grammes. On voit, par cet exemple même, qu'il y a des limites à la quantité d'eau qu'il est possible d'ajouter avec avantage; mais ce qui ressort clairement, c'est l'absolue nécessité de diluer les aliments et d'activer ainsi, dans un milieu acide, l'action peptique de l'agent principal de la digestion.

La diète sèche est préconisée par d'éminents cliniciens et tend à devenir une affaire de mode. Après l'abus des tisanes, du régime lacté, après l'inondation, voici l'assèchement; après le déluge, en compagnie de Noé, c'est le Sahara... à domicile. — N'est-ce pas de l'exagération? — J'ai de la peine, pour mon compte, à me plier aux doctrines trop absolues et je conseille à mes clients de rester dans une moyenne raisonnable.

*
* *

Les heures des repas ont été réglées systématiquement à Vichy : le déjeuner a lieu à dix heures et le dîner à cinq heures et demie. —

Elles sont justifiées par les raisons suivantes. Le matin, autant que possible, on ne doit boire que l'eau minérale; aussi, lorsque les cloches des hôtels font retentir leur carillon joyeux, le parc se vide en un clin d'œil et personne ne trouve que le cliquetis engageant des fourchettes se fasse entendre trop tôt, ou, du moins, il n'y a que les paresseux, ceux qui ne suivent pas de traitement, ceux qui sont sur les bords de l'Allier pour toute autre chose que leur santé, qui ne soient pas encore prêts.

Pour un certain nombre de malades, l'intervalle qui s'écoule entre le dîner et le déjeuner est un peu long, et ils sont obligés de prendre quelque chose, en se réveillant, ou avant le coucher. — Je leur recommande le lait de préférence, à leur réveil, entre six et sept heures, de façon à ce qu'ils puissent boire à la source, une heure ou deux après. — Le bain peut être pris dans l'intervalle ou mieux avant; mais cela exige des habitudes matinales, qui ne sont pas possibles pour la généralité de nos hôtes. — On peut y suppléer, en prenant du lait, en même temps, que l'eau minérale. — Le café au lait, qui est légèrement laxatif, convient aux personnes qui, au début du traitement surtout, sont incommodées par la constipation. — L'addition d'une préparation laxative est même quelquefois indispensable.

*<br>* *

L'habitude de fumer est éminemment préjudiciable au tube digestif.

— « Pourquoi fume-t-on? s'écrie Michel Lévy. C'est pour guérir cette maladie de la civilisation qui s'appelle l'ennui. »

Quelle que soit l'époque à laquelle l'ennui a élu domicile chez nous, qu'elle date de Jean Nicot ou qu'elle remonte plus haut, je ne puis m'empêcher de dire quelques mots sur les influences dangereuses du tabac; et je le ferai sans imiter Fagon, médecin de Louis XIV, qui humait voluptueusement une prise, pendant qu'il débitait une philippique contre l'usage de cette solanée.

En admettant tout d'abord que le tabac n'ait qu'un but utile, celui de combattre l'ennui, de prévenir la nostalgie, on obtiendrait bien plus

sûrement le même résultat par le travail intellectuel et corporel. L'habitude de fumer, avec
excès surtout, constitue un mode d'oisiveté
cérébrale qui aboutit à l'inaptitude de l'esprit et
à l'irrémédiable engourdissement des facultés.
Il est fort mauvais de fumer à jeun, dans une
chambre close, surtout celle où l'on couche, car
alors les tentures et les meubles s'imprègnent
du poison et son absorption se continue pendant
la nuit.

Tout le monde connaît les effets que le tabac
à fumer produit chez ceux qui n'y sont pas habitués : céphalalgie, nausées, légère ivresse, indigestion, etc...

Mais ce qu'on ne sait pas assez, c'est qu'il
agit sur la faculté de l'entendement et peut produire des accidents cérébraux. L'intelligence se
trouble et devient plus lente, l'appétit se perd,
et par suite, une faiblesse générale se déclare ;
des céphalalgies se manifestent ; on doit enfin
s'attendre, comme accidents locaux, à des
inflammations des muqueuses buccale, laryn-
gienne et linguale, etc.

Le foie se montre tout particulièrement sensible à l'action du tabac. — Des personnes atteintes de lithiase biliaire ont eu des coliques hépatiques pour avoir fumé. Cela tient à ce fait depuis longtemps observé, à savoir que, pour avoir des garde-robes, beaucoup de fumeurs sont obligés de fumer. — La salive, les mucosités de l'arrière-gorge et de l'œsophage, les produits des sécrétions propres du tube digestif et de ses annexes, *du foie en particulier*, affluent alors en quantité et sollicitent les contractions de l'intestin, comme elles entraînent les vomissements pituiteux du matin.

Cette exagération sécrétoire de toutes les glandes, qui est très considérable dans le principe, constitue à la longue une cause de débilité et précipite la destruction de ces mêmes glandes.

M. Sappey, professeur d'anatomie à la Faculté, a constaté numériquement et avec la minutieuse attention qu'il apporte à toutes ses recherches, que les glandes à pepsine de l'estomac se détruisent prématurément chez les fumeurs. Cette disparition ne commence que vers cinquante ans, chez les personnes qui n'ont pas d'habitudes tabachiques.

D'autre part, la diminution notable des propriétés gustatives entraîne la nécessité de faire
usage d'excitants pour les réveiller. C'est encore
une nouvelle cause de dégradation organique,
cause d'autant plus grave que l'appétence pour
ces préparations incendiaires augmente avec la
déchéance gastro-intestinale. Notre rôle devient
alors très difficile; malgré des promesses sincères, nous avons trop souvent encore à nous
heurter à des rechutes, à des faiblesses. Bien
des traitements alcalins sont ainsi annihilés par
la faute même des malades, qui n'ont plus assez
d'énergie pour triompher d'eux-mêmes, alors
qu'ils en sentent la nécessité.

En résumé, je veux bien convenir, avec Méry,
que Moka et la Havane sont deux merveilleux
pays qui s'associent parfois pour donner une
fête au cerveau ; il est possible que, pour certaines
personnes, le moment où l'on raconte les plus
charmantes choses, où la parole amuse le mieux
l'oreille et l'esprit, soit ce moment solennel,
pour un estomac satisfait, où le parfum du café
se mêle à celui du tabac : mais cette excitation,
même factice et passagère, ne saurait s'obtenir

sans perturbation de l'équilibre organique, et si elle est trop souvent répétée, elle entraîne fatalement des désordres.

Du reste, et toutes les phrases du monde n'y feraient rien, la pensée comme la santé s'enfuient fatalement devant l'invasion des joies sensuelles; elles sont femmes l'une et l'autre : l'odeur du tabac leur répugne; leur palais est délicat et l'absinthe leur fait mal!

*
* *

Chez les diabétiques, l'état des fonctions digestives doit être attentivement surveillé; il est essentiel qu'ils puissent tirer parti des aliments qu'ils ingèrent. Aussi ai-je l'habitude de dire à mes clients qu'ils peuvent être rassurés tant que l'activité de leur estomac ne laissera pas à désirer, et je fais tous mes efforts pour la maintenir, pour empêcher, par conséquent, la déchéance organique qui en découle.

Je me relâche au besoin de la sévérité du régime, tout en ayant recours à des médicaments appropriés, comme la quassine, la liqueur de Beaumé, etc.

Chez eux, comme chez les malades atteints de paresse stomacale, il devient quelquefois urgent de solliciter une sorte d'éréthisme digestif, en leur présentant des mets variés et appétissants.

Ces malades, de leur côté, devront surmonter le dégoût que leur cause la vue·des aliments. Beaucoup se mettent à table avec une inappétence qui leur fait croire qu'ils ne mangeront pas; mais aussitôt que le frottement des premières bouchées a nettoyé la langue, qu'il a enlevé les saburres qui imprègnent les muqueuses de la bouche et l'arrière-gorge, l'appétit reparaît et la digestion se fait bien.

C'est là un fait qui ne doit pas être perdu pour la pratique.

Quant' à ces appétits fantasques, caractérisés par un désir insensé des substances que nous regardons en général comme très mauvaises, il faudra parfois savoir capituler et faire bon marché de la nature des aliments, pourvu qu'ils soient supportés. L'appétence et le désir doublent, en quelque sorte, les aptitudes digestives de l'estomac. Si l'on ne peut accepter en hygiène d'une manière absolue le mot *quod sapit nutrit,* on ne saurait contester cependant que le désir ne soit un puissant condiment pour les mets et n'en facilite la digestion. Cette influence, sensible dans l'état de santé, le devient encore plus dans la gastralgie et dans les affections utérines, où les goûts comme les répugnances alimentaires du sujet doivent rarement être heurtés de front.

La diète augmenterait infailliblement la susceptibilité de l'estomac; on ne devra l'observer que lorsque cet organe rejette indistinctement toutes les substances alimentaires.

Il faut savoir, dit Grisolle, qu'il est des malades qu'on fait bien ou mal digérer, en changeant la température de leurs aliments. C'est ainsi qu'il en est qui digèrent rapidement en buvant à la glace et en mangeant froids tous les aliments, tandis que d'autres ne peuvent digérer que les mets et les boissons rendues plus chaudes que de coutume.

Le fer doit souvent être accusé de l'intolérance du tube digestif; on le donne à tort et à travers aux jeunes filles, alors qu'il ne convient qu'aux chlorotiques. On doit lui associer les inhalations d'oxygène et même le manganèse

qui est trop délaissé, dans ce cas. On donne avec
profit des pilules de dix centigrammes d'extrait
de gentiane combinés à la même dose de carbonate de manganèse. Il est bon d'ajouter au
mélange quelques gouttes de glycérine, pour
empêcher l'induration de la pilule.

*
\* \*

On peut dire que, parmi les diathèses, aucune
n'exerce une action plus nette que la goutte sur
le foie, soit en déterminant vers la glande de
véritables fluxions, soit en amenant des désordres
dans les voies biliaires et des accidents de lithiase
plus ou moins prononcés. Mais certains goutteux
mangent trop en général; ils font facilement des
excès de table et se placent ainsi dans les conditions des malades sujets aux congestions du foie
et aux coliques hépatiques. Aussi, quelques
auteurs se sont demandé si un certain nombre
des cas, publiés sous le nom de fluxions hépatiques goutteuses, n'étaient pas dus à une cause
locale appréciable, telle qu'un calcul du foie, ou
même simplement de la gravelle biliaire.

J'en dirai autant des diabétiques *gras*, qui ont souvent de la pesanteur gastrique, des douleurs sourdes vers l'hypocondre droit, un peu de subictère; bref, tous les signes de la fluxion irritative du foie. Ils ont aussi l'habitude d'une nourriture copieuse; ils vivent largement et font souvent abus de l'alcool.

On peut donc incriminer le régime chez les uns comme chez les autres, et cela doit leur servir d'enseignement.

MM. Straus et P. Blocq ont démontré pour la première fois, d'une façon certaine, par des expériences faites sur vingt-quatre lapins, que l'alcool, longuement ingéré par l'estomac, provoque des lésions du foie, lésions nettement systématisées dans la gaîne de Glisson. Ces lésions représentent la phase initiale, embryonnaire, de la cirrhose.

La nature semble avoir indiqué le remède, en ce sens que l'inappétence est le premier trouble fonctionnel lié aux maladies du foie. Les malades perdent l'appétit et n'éprouvent plus pour les aliments que de l'indifférence. Il en résulte une diète forcée, un repos momentané de l'organe. Il serait donc sage d'imiter la nature et de ne pas

surmener l'appareil digestif, pour peu surtout
qu'il soit très impressionnable.

Du moment que les professions sédentaires,
l'abus des spiritueux, une nourriture trop anima-
lisée, les passions tristes, etc., ont une action très
nette sur la lithiase biliaire, il est logique de se
soustraire sans retard à ces influences. Il en sera
de même pour toutes les causes déterminantes
qui peuvent provoquer la colique hépatique,
surtout celles qui impriment de violentes
secousses aux organes de l'abdomen, l'équitation,
une course rapide en voiture mal suspendue, etc.;
on ne doit pas faire d'équitation, pas même appliquer des sangsues chez les ictériques de peur de
provoquer des hémorrhagies.

Ces recommandations s'imposent non seulement dans les coliques hépatiques franches, mais
encore dans les formes frustes, pseudo-gastral-
giques, que l'on peut distinguer de la gastralgie
proprement dite par la soudaineté de leur apparition, quelques heures après les repas, l'intervalle beaucoup plus éloigné des crises, l'irradia-
tion des douleurs du côté de l'épaule droite et
surtout par la présence de la bile dans les urines.

6

On décèle facilement la bile dans les urines, en ajoutant à ce liquide un peu de sous-nitrate de bismuth. En secouant simplement le tube d'épreuve, sans même avoir besoin de chauffer, on obtient une coloration jaune pâle, qui est caractéristique.

Puisque je parle des coliques hépatiques, j'en profiterai pour recommander aux malades qui en sont atteints de ne pas se faire eux-mêmes d'injection de morphine ; ils en prennent trop facilement l'habitude et ils arrivent sans y penser à la *morphinomanie*, qui constitue une maladie plus grave que celle qu'on voulait guérir. — On ne saurait trop le répéter : « Tant que la seringue de Pravaz et la solution de chlorhydrate restent entre les mains du médecin, la fée morphine aux voluptueux enchantements est une esclave obéissante, plus même, une vrai bienfaitrice. »

Mais elle devient une despote cruelle, malgré ses dehors séduisants, lorsqu'on lui demande des sensations trop répétées ; à l'usage discret succède bientôt l'abus du narcotique ; la passion se déchaîne impérieuse, irrésistible, et les victimes arrivent à s'empoisonner lentement. La dégrada-

tion physique et morale est le terme fatal de
cette fatale habitude.

*<br>* *

On peut arriver à des désordres gastro-hépa-
tiques, non seulement en mangeant sans réserve
et à des intervalles trop rapprochés ; mais encore
en ne favorisant pas le travail de la digestion,
par l'absence et l'insuffisance d'exercice et d'activité respiratoire, comme cela arrive aux gens de
bureau. Par conséquent, nécessité absolue de
vivre au grand air, et de réparer aussi largement
que possible le passé ; il faut que jaunisse se
passe ; voici les moyens d'en avoir raison :

L'alcool, le café trop fort, les épices, la salive
imprégnée de fumée de tabac, et en général
tous les irritants, sont fréquemment le point de
départ de l'hypérhémie hépatique : « Ces agents
excitants, absorbés par la veine-porte, jouent le
rôle d'une sorte d'épine fluxionnaire, au sein de
la glande biliaire. Certains ingesta agissent indi-
rectement ; leur présence dans l'estomac et l'intestin détermine une inflammation intense de
leur muqueuse et une sécrétion aiguë ; ils ne

sont guère absorbés, et le foie se trouve conges-
tionné, et par l'influence du voisinage et par
l'excitation produite sur les nerfs splanchniques. »
(Jules Simon. Dict. Jaccoud, t. XV, p. 69.)

Il est donc indiqué d'éviter cette congestion,
première étape d'un travail pathologique susceptible de s'étendre beaucoup plus loin !

Il est urgent surtout d'avoir toujours le ventre
libre ; son fonctionnement normal indique que
les secrétions du tube digestif et du foie s'accom-
plissent régulièrement.

Sir Andrew Clarke a soutenu récemment
(novembre 1887) que certaines formes de chlorose dérivent directement de la constipation, avec
rétention des matières fécales dans le côlon.
L'accumulation dans l'intestin de matières en
décomposition aurait pour conséquence une alté-
ration du sang par des produits toxiques.

Il en résulterait un véritable empoisonnement
de l'économie.

J'ai cité cette opinion pour montrer la nécessité des évacuations journalières. — Il faut les
provoquer, surtout lorsque la bile ne coule pas

en suffisante quantité, non par des agents violents, par des purgations fatigantes (cette liberté intestinale exagérée, qui tourne à la licence, est généralement suivie d'une réaction en sens contraire), mais par des laxatifs répétés, par le régime, etc.

Je conseille volontiers en pareil cas l'usage du lait, des fruits cuits et de saison, et surtout la cure de raisins, lorsqu'elle est possible. Elle réussit généralement dans tous les états dus à la pléthore abdominale, flatulence, constipation, hémorrhoïdes, engorgements du foie et de la rate, avec ou sans vertiges, palpitations, oppressions, etc.

Le régime lacté exclusif, associé à l'hydrothérapie, est même capable d'amener la guérison de la cirrhose alcoolique. De l'avis de M. Lancereaux, le lait fait cesser toute irritation et par cela même annihile la cause qui donne naissance à la cirrhose hépatique; les éléments jeunes de tissu conjonctif ne se produisent plus; il y a arrêt dans leur développement et leur organisation définitive. — La rapidité de la guérison varie nécessairement avec la forme, l'intensité et la période plus ou moins avancée du mal. La cirrhose alcoolique vulgaire, ou cirrhose atrophique, est presque certainement améliorée, sinon guérie par ce traitement; la cirrhose alcoolique avec augmentation de volume du foie cède moins facilement; celle qui s'accompagne d'ictère plus difficilement encore. Cette dernière même, à une certaine période, quand surtout sa marche est rapide, est généralement impossible à arrêter et tue pour ainsi dire fatalement.

Dans les cas favorables l'amélioration ne tarde guère à se produire; elle se manifeste assez ordinairement une quinzaine de jours après le début du traitement. Le temps nécessaire pour obtenir la guérison varie depuis six semaines jusqu'à quatre et cinq mois. Est-ce à dire qu'au bout de ce temps on puisse compter sur une guérison définitive, nous ne le croyons pas. Non seulement il importe que les malades évitent de boire du vin et de reprendre leurs fâcheuses habitudes, mais il est utile qu'ils prolongent leur cure pendant plusieurs mois s'ils veulent éviter tout retour de leurs accidents.

Le lait par son sucre est générateur du glycogène hépatique, lequel joue un rôle considérable dans la destruction des alcaloïdes venus du dehors, aussi bien que dans la transformation des ptomaïnes qui se fabriquent dans le tube digestif et de toutes les substances toxiques, qui résultent des fermentations et des putréfactions intestinales.

Le lait fait notablement baisser la toxicité urinaire.

J'insiste sur ces détails un peu arides, pour montrer combien il est nécessaire de maintenir le fonctionnement du foie, d'une façon irréprochable. Du moment que le foie a une action vraiment protectrice, du moment qu'il agit directement sur les produits de la désassimilation, il importe de lui conserver toute son activité sur les poisons et cette activité suit une marche parallèle à la richesse glycogénique de la glande.

Evidemment, il faut tenir compte des poisons biliaires; la bile est toxique par ses sels, par ses acides, et plus encore par sa matière colorante (Bouchard et Tapret); mais à côté il existe d'autres intoxications qui sont dues à ce que la cellule hépatique ne détruit plus les poisons organiques.

Il faut donc que le foie soit traité, dès qu'il est atteint; on précipiterait sa déchéance et celle de l'économie, en retardant outre mesure de lui rendre l'intégrité de ses fonctions.

*
* *

Un écrivain de beaucoup d'esprit, Adrien Marx, qui sera probablement fort surpris d'être cité aussi longuement dans cette brochure, a écrit une notice pleine d'humour, intitulée : *Conseils aux estomacs en voyage.* Comme ses recettes sont excellentes et très agréablement présentées, je m'empresse d'en signaler la meilleure partie à mes lecteurs. Ses recommandations sur le mode gai feront un instant diversion et compléteront celles qui précèdent. Ayant eu à se plaindre des maléfices des cuisines de restaurant, il soutient que nous pensons mal, parce que nous mangeons mal, et qu'en vertu de lois physiologiques indéniables, l'absorption de substances malsaines inflige un état morbide au cerveau.

« A l'ère des viandes orthodoxes, dit-il, des
légumes frais, des laitages authentiques et des
vins sincères a succédé le règne des beefsteaks
anémiques, des bières salycilatées et des « cou-
pages » qui révoltent Bacchus. Il est clair qu'un
homme, repu de brouets, perfidement arrosés de
produits délétères, ne peut réfléchir et agir aussi
judicieusement que celui dont les entrailles ont
été lestées d'un bagage irréprochable. »

« Faites-vous servir à part, ajoute-t-il, et com-
mandez des plats simples, ennemis de la fraude,
des plats qui ne figurent pas sur le menu, et
comportent une élaboration sommaire.

« Vous éviterez ainsi les mixtures perfides et
les entremets assassins, que perpètrent dans les
sous-sols des Locustes inexorables.

« Consommez beaucoup d'œufs, des côtelettes
et des entrecôtes grillées, sans oublier la bienfaisante et inoffensive pomme de terre. Rassa-
siez-vous principalement de fromages à la crême.
Loin de notre capitale, le laitage est parfait; il
n'a pas (qu'on me pardonne ce détail familier)
les vertus folichonnes qui, dans l'échelle laxative,

ont placé le lait de Paris entre l'*Hunyadi-Janos*
et l'huile de Ricin. »

« Il faut éviter avec le plus grand soin, ajoute-
t-il plus loin, les poissons mauvais et les volailles
centenaires.

« Consommez surtout les denrées indigènes,
redoutez les conserves ou les produits expédiés
de loin. Si vous êtes dans l'intérieur du conti-
nent, préférez la truite, extraite du torrent voisin,
à la sole flétrie, voiturée sur la glace à travers
cent kilomètres. N'hésitez pas entre les fraises
des bois environnants et les prunes insidieuses
envoyées vertes, par le Midi, dans des boîtes
garnies de dentelles, à la manière des boudoirs
galants.

« Méfiez-vous de la façon dout vos viandes
sont cuites.

« Le gril et la broche sont des mythes dans
l'arsenal des cuisines d'hôtels. La poêle et le
four — d'une surveillance plus commode — les
remplacent.

« Or, est-il besoin de l'affirmer ? le rumsteak
doit finir comme Montezuma, et tout poulet qui
se respecte préfère le supplice du pal marié aux

affres du bûcher, à tout autre mode de consomption.

« Je ne saurais trop vous mettre en garde
contre les massepains, les papillottes, les bonbons
et les menues sucreries qui sommeillent, depuis
vingt lustres, sur les compotiers des tables
d'hôte.

« Enduits d'une poussière séculaire, déshono-
rés par des mouches sans retenue, écornés par
les cancrelats goulus, ils en viennent à prendre
une consistance marmoréenne.

« Un point capital :

« Assaisonnez vos salades de vos propres
mains. Les maîtres d'hôtel n'y entendent rien.
Peu pénétrés de la gravité de leur mandat, ils y
apportent une insouciance lamentable.

« Je n'ai pas parlé, à dessein, du matériel des
auberges. Sur ce chapitre, il faut être philo-
sophe et ne se montrer intraitable que sur la
propreté. Peu importe, après tout, que la nappe
soit de fine toile et les coupes de cristal gravé !
Le pommard ne perd aucune de ses caresses dans
un gobelet de corne, et je sais des fourchettes

d'étain qui ont piqué les plus grosses truffes du globe. »

*<br>* *

Je m'en tiendrai à ces quelques conseils; ce serait beaucoup si chaque malade voulait en tenir un compte sérieux.

L'hygiène, en effet, est le plus puissant correctif des dispositions morbides. Aussi, la génération médicale actuelle, instruite par le passé, insiste-t-elle d'une façon particulière pour que l'on cherche « dans le choix du milieu et des aliments offerts à l'organisme, dans la direction donnée à ses actes, un préventif contre les maladies aiguës ou accidentelles, un modificateur de ces innéités morbides, qui contiennent en germe presque toutes les maladies chroniques ou constitutionnelles ».

# RÈGLE DE VIE POUR LES DIABÉTIQUES

S'il existe encore des divergences sur les origines et la nature du diabète, il ne saurait y en avoir sur ses manifestations multiples.

Du moment que le diabète étreint l'organisme et l'enserre de partout, on comprend qu'à un moment donné, chaque appareil puisse être le siége de perturbations plus intimes, plus complètes.

Vienne une occasion, il suffira d'un incident brusque, insignifiant en apparence, pour faire d'un homme presque valide un malade grave.

L'Iliade des maux qui menacent les diabétiques est telle, qu'on peut dire qu'ils côtoient constamment un précipice :

Le poumon se prend à propos d'un coup de froid qui passerait inaperçu pour un homme sain ; des plaies interminables, la gangrène même succèdent à de légers traumatismes ;

quelques repas déréglés avec abus des féculents suffisent encore pour faire perdre en un instant les bénéfices d'une amélioration péniblement obtenue.

Jadis on ne connaissait pas le diabète comme aujourd'hui, il resta longtemps méconnu, par conséquent non traité; ses ravages n'en étaient que plus foudroyants. C'est ce qui arrive encore pour les personnes de la classe ouvrière, qui ne se soignent qu'à la dernière extrémité.

Les gens du monde, au contraire, se mettent en garde, tant au point de vue du régime que du traitement spécial, dès que quelques signes, dont la connaissance est devenue usuelle, viennent leur donner l'éveil.

En dehors de la polydipsie, de la polyurie, des taches poisseuses du linge, les manifestations cutanées constituent des complications courantes, dont l'apparition entraîne presque inévitablement un diagnostic précis, et, par suite, une conduite en rapport avec cette découverte.

*
* *

Je n'ai signalé les complications qui peuvent

atteindre les diabétiques que pour mieux justifier
les conseils qui vont suivre et être plus sûr de
la docilité des intéressés. — Qu'ils ne s'épou-
vantent pas du tableau qui précède; leur avenir
est entre leurs mains et ils n'ont rien à redouter,
s'ils traversent la vie avec sérénité, en se garant
des influences consomptives au physique et
dépressives au moral. — Je voudrais les savoir à
l'abri de toutes les émotions, de tous les excès.
Les impressions sont si vives, chez eux, que je
redoute pour leur organisme, même les séduc-
tions de la dame de pique. Par ce temps d'affaire et d'affairés, de mains crochues et d'exploi-
tation, le tripot exerce un pouvoir vraiment
despotique sur notre génération; c'est la plaie
hideuse de la fin de ce siècle avancé... à la façon
du gibier. — On joue trop à Vichy, comme partout, et je fais une guerre acharnée aux diabétiques que je soigne, lorsque je les surprends
dans les salons de jeu où exploiteurs et exploités
se coudoient. — L'atmosphère y est aussi mal-
saine, la nuit surtout, que les émotions qu'ils
recherchent. — Une promenade aux Malavaux, à
la Côte Saint-Amand, à la Montagne Verte, en

joyeuse compagnie, leur vaudrait infiniment mieux que le voisinage des aventuriers cosmopolites, entre les mains desquels ils finissent toujours par laisser leur toison ; lorsqu'ils persévèrent, il ne leur reste bientôt plus rien..... qu'un grand mal à la tête et le loisir de faire du regret en collaboration.

La vie au grand air, l'exercice, la gymnastique thérapeutique, sont d'une telle utilité dans la glycosurie, que, quand il n'existe pas encore d'irrémédiables complications, tous les glycosuriques qui ont de la volonté, de la persévérance, guérissent, au dire de Bouchardat, sans médicaments et avec la seule puissance de ces moyens hygiéniques.

Sous l'influence des mouvements rapides, une plus grande masse d'air est introduite dans les poumons.

Une quantité plus considérable d'oxygène est employée, il en résulte un surcroît de chaleur et de force ; cette chaleur et cette force nécessitent une consommation plus grande des matériaux alimentaires ; celui qui se prête le mieux à ces métamorphoses, c'est la glycose ; il est tout

simple qu'étant détruite en plus grande proportion, elle n'apparaisse plus dans les urines, et que
l'on puisse ainsi utiliser une masse plus grande
d'aliments glycogéniques.

Il paraît extraordinaire, de prime abord, d'or-
donner à un homme qui a perdu ses forces de se
soumettre à un exercice plus ou moins pénible
pour les récupérer, mais l'expérience a prouvé
que la dépense devient chaque jour plus facile,
non seulement par l'habitude progressive, mais
aussi par l'influence d'un régime bien réglé.
L'exercice, pour être profitable, doit être gradué;
il faut éviter l'excès qui conduit à la prostration
et qui recule la guérison.

*
* *

Pour quelques diabétiques, de légères modifications dans le régime suffisent, avec l'exercice,
pour consolider la guérison; pour le plus grand
nombre, de constants efforts sont nécessaires.

L'alimentation des diabétiques doit avant tout
être azotée; mais elle ne sera réellement réparatrice que si l'équilibre physiologique n'est pas
rompu. C'est une erreur de croire qu'il y a tout

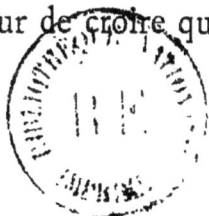

7

avantage à ce que les diabétiques ingèrent de la viande en aussi grande quantité que possible. Il ne faut pas se régler sur leur appétit, mais bien sur la tolérance de leur estomac et l'énergie de leurs fonctions digestives. L'abus du régime carné, en dehors de la fatigue du tube digestif, se traduirait par une augmentation de la glycosurie. Les corps gras, qui s'associent très bien à presque tous les aliments, suppléeront les féculents comme éléments de calorification. Dans le même ordre d'idées, pour remplacer l'assimilation du sucre, on a conseillé, soit comme matière plastique, soit comme matière combustible, la lactose, la lévulose, la glycérine, les acides gras, les acides végétaux, la gélatine, etc. Les végétaux herbacés, dont l'innocuité est démontrée, contribueront à animer l'activité de la digestion intestinale, habituellement amoindrie, à régulariser les selles et à combattre hygiéniquement la constipation si commune dans cette maladie.

Les principaux légumes permis sont : les épinards, la chicorée, la laitue, les artichauts, les haricots verts, les salsifis, les cardons, les concombres, les choux de Bruxelles, les choux-fleurs, les salades de cresson, de pissenlit, de romaine, d'escarolle, de barbe de capucin, de mache, etc.

Si le vin est avantageux par l'action tonique qu'il doit à la complexité de sa composition, l'alcool doit être prescrit avec modération, parce qu'il ralentit la nutrition et que les diabétiques ont une tendance à en abuser.

Les vins de champagne et autres vins gazeux, les limonades, la bière nouvelle, le cidre et toutes les boissons qui contiennent de la glycose, de la dextrine ou des acides, seront prohibés.

La privation des substances sucrées se faisant péniblement sentir, pour un grand nombre de diabétiques, ils peuvent *sucrer* leur café, leur thé, des boissons rafraîchissantes, avec la saccharine, ce corps nouveau qui est deux cents fois plus édulcorant que le sucre de canne. M. Chaumel-Duplanchat, 87, rue Lafayette, et M. Biard, 15, rue Réaumur, fabriquent des pastilles de saccharine de la grosseur d'une petite tablette de chlorate de potasse concentré. Une seule suffit pour édulcorer une tasse de boisson, et sans qu'il en résulte aucun inconvénient, car ce produit s'élimine en nature. C'est donc une découverte très heureuse, dont nos malades pourront faire leur profit.

Bouchardat, croyant à la nécessité absolue de la privation des féculents, a, le premier, fait fabriquer du pain de gluten, qui ne contenait que peu de fécule.

En se plaçant à ce même point de vue, on a plus tard employé le pain de M. Bérenger-Féraud, où le son entre dans une très notable proportion, le biscuit d'amandes douces de Pavy, le gâteau de MM. Camplin et Prout. On est parvenu récemment à utiliser le germe du blé, et M. Kovet vient de donner la formule d'un nouveau pain, supérieur aux précédents, et fait avec de l'hordéine et de la légumine.

Toutes ces prescriptions témoignent qu'on a eu uniquement en vue la considération chimique, et qu'on a le plus souvent oublié la considération digestive, dont il faut tout d'abord tenir compte. Le pain de gluten peut diminuer, pour ainsi dire, mécaniquement, la quantité de sucre contenue dans l'urine, mais il empêche parfois l'appétit de se relever ; il concourt à éterniser les digestions défectueuses, et, par là, à retarder des résultats véritablement satisfaisants.

Mon collègue de la Société de thérapeutique, M. Mayet, a fait des recherches intéressantes pour prouver qu'on avait exagéré l'avantage qu'il y a à retrancher du régime des diabétiques un certain nombre d'aliments · usuels ou de fruits, dont la privation est souvent fort pénible.

Un malade fatigué de faire usage du pain de gluten pourrait, d'après M. Mayet, varier son régime, sans changer le résultat final de sa digestion, en se contentant de manger 100 grammes de pain ordinaire au lieu de 150 grammes environ de pain de gluten. Si, à une quantité donnée de pain, il voulait substituer la pomme de terre, il pourrait en manger, lorsqu'elle est cuite au four ou à l'étouffée, trois fois plus que de pain ; et comme la pomme de terre exige, pour. être transformée en purée, environ un poids d'eau égal au sien, c'est donc 600 grammes de purée de pommes de terre qu'il faudrait manger pour faire l'équivalent de 100 grammes de pain.

Le riz, qui retient beaucoup d'eau à la cuisson,

nous présente un chiffre bien plus élevé encore, puisqu'il n'en faut pas moins de 625 grammes pour fournir la même quantité de sucre que 100 grammes de pain.

Il en sera de même des haricots, des lentilles, des carottes cuites et des navets, qui contiennent pourtant du sucre tout formé. Il faut six ou sept fois autant de ces racines cuites dans leur jus que de pain pour produire la même quantité de sucre.

Si quelques fruits très sucrés, comme les figues, les raisins, certaines espèces de cerises, de prunes, et particulièrement ces mêmes fruits à l'état sec, ne doivent entrer qu'avec ménagement dans le régime des diabétiques, une certaine tolérance pour la plupart des autres, qui ne contiennent guère que le dixième de leur poids de sucre, ne constituerait pas un écart de régime susceptible d'avoir sur la marche de la maladie une influence fâcheuse bien considérable.

*
* *

La privation même très rigoureuse des féculents, ne saurait constituer une médication vraiment héroïque.

Si le traitement du symptôme devait passer
avant celui de la maladie elle-même, on devrait
aussi supprimer les substances azotées qui servent également à la formation du glycogène.
Elles se transforment plus difficilement en glycogène que les substances féculentes, c'est vrai,
mais enfin elles subissent cette métamorphose.

Ce serait donc une illusion que de compter,
avec une foi absolue, sur la suppression des produits farineux et sucrés : il y a là assurément
une indication thérapeutique considérable; mais
rien de plus. L'essentiel est d'attaquer le mal
dans ses racines, de viser la cause pathologique.

Ces observations s'adressent surtout aux diabétiques, qui s'étonnent que les résultats obtenus
ne soient pas toujours proportionnés aux privations qu'ils s'imposent, à ceux qui se laissent
décourager lorsque leurs espérances ne se réa-
lisent pas de tous points.

Avec un peu moins d'exagération, on évite-
rait tous ces désenchantements.

*
* *

Après ce qui précède, on ne s'étonnera pas de

nous entendre dire qu'il nous répugnerait d'être aussi exclusif que le professeur Cantani, et de soumettre, pendant des mois entiers, nos malades, à la *diète carnée grasse rigoureuse*.

Avec le régime de M. Cantani, le malade ne mange absolument que de la viande ou des graisses à tous les repas.

Comme boisson, il n'y a de permis que l'eau pure, l'eau de seltz artificielle et la limonade lactique après les repas (5, 10, 15, 20 grammes d'acide lactique pur par litre d'eau).

C'est une erreur de croire que le diabétique ait besoin de manger beaucoup de viande; il faut avant tout qu'il digère et qu'il assimile, et une légère métilurie est préférable à la dénutrition qu'amène un régime que le patient ne supporte qu'avec répugnance.

*
* *

L'oxygène administré en inhalations est très utile dans le diabète; il agit, comme dans toutes les maladies caractérisées par un défaut d'oxydation, en se fixant sur les globules, et ensuite en agissant sur les substances dissoutes dans le sang.

D'après une communication faite à l'Académie (17 janvier 1886), par M. Gautier, nous résistons à l'infection que les leucomaïnes et les ptomaïnes pourraient produire dans l'économie, par deux mécanismes distincts : l'élimination du toxique et sa destruction par l'oxygène.

L'élimination par les reins est évidente ; par le tube digestif, elle est tout aussi certaine, quoiqu'ici le problème soit plus complexe.

« Mais un moyen plus puissant peut-être que l'élimination de ces bases fait résister l'économie à l'auto-infection, c'est leur combustion incessante par l'oxygène du sang. La plupart de ces poisons, en effet, sont fort oxydables, et c'est par l'influence vivifiante et sans cesse renouvelée de l'oxygène à l'état normal qu'ils se brûlent et disparaissent au moins en grande partie. Aussi à l'état normal ne retrouvons-nous qu'une minime proportion de leucomaïnes musculaires dans les urines. Elles ont été brûlées dans le torrent circulatoire et déjà peut-être dans les tissus.

« Mais qu'une cause quelconque diminue l'accès de l'air jusqu'au sang, que la quantité d'hémoglobine décroisse comme dans la chlorose ou l'anémie, ou que l'on introduise dans le sang des substances entravant l'hématose, et l'on verra aussitôt s'accumuler les substances azotées de la nature des ptomaïnes ou leucomaïnes, ou du moins celles qui leur ressemblent le plus ou les accompagnent en général. »

D'où la précaution d'user de l'oxygène à dose de 10 à 30 litres par jour, pour empêcher la nutrition des diabétiques d'être trop fâcheusement modifiée.

*
* *

Parmi les complications qui peuvent surgir chez les diabétiques, il faut signaler en première ligne le furoncle et l'anthrax. Je n'y fais allusion que pour rappeler, avec le professeur Verneuil (vᵉ séance de l'Académie de méd., 17 janvier 1888), que leur traitement est de moins en moins chirurgical ou opératoire, sans être pour cela moins efficace. L'éminent chirurgien de la Pitié les traite maintenant, d'une façon presque exclusive, par des pulvérisations phéniquées (solution à 2 o/o), pratiquées pendant deux heures par jour, en trois ou quatre séances. Ce mode de traitement s'est montré supérieur à tous les autres, en faisant cesser les souffrances et en limitant assez promptement le mal. Reste à savoir si la méthode appliquée, dès le début, ne parviendrait pas à juguler le mal ou à modérer ses progrès. On pourra toujours essayer cette pratique de douceur, pour commencer, quitte à lui adjoindre le lendemain ou les jours suivants la cautérisation ignée, si elle paraît néccessaire. Ce qui est certain, c'est qu'au début, pour les furoncles ou les petits anthrax, elle a des chances d'être abortive. Plus tard, quand la tumeur est plus volumineuse, ou tend à s'accroître, elle en arrête les progrès. Plus tard encore, quand la perforation et la mortification du derme ont commencé, ainsi que la suppuration et l'élimination des bourbillons, elle limite le sphacèle, favorise la séparation des escharres, entraîne mécaniquement le pus, désinfecte et déterge la plaie, et, par suite, chose très importante, fait baisser la température et cesser les symptômes généraux.

M. Verneuil se sert des pulvérisateurs à alcool, pour les cas ordinaires ; les grands appareils ne sont nécessaires que contre les grosses tumeurs.

Il faut donner au patient une attitude commode, garantir soigneusement avec des compresses, du diachylon, etc., les parties voisines contre le spray, et, dans l'intervalle, appliquer une compresse de tarlatane, pliée en plusieurs doubles, bien imbibée de la solution phéniquée, recouverte d'ouate et d'un tissu imperméable.

M. Bouchard, frappé de ce fait qu'on arrête, dans certains cas, une poussée furonculeuse, chez un glycosurique, en diminuant ou en supprimant sa glycémie, ou chez un goutteux, en lui donnant du bicarbonate de soude, a été amené à pratiquer, en pareil cas, l'antisepsie intestinale, chaque fois qu'il existe des troubles digestifs.

Il pense qu'en arrêtant la production des poisons putrides, dans l'intestin, on peut par contrecoup faire disparaître la furonculose, qui est en rapport avec cette intoxication chronique.

Comme la méthode est inoffensive, on peut toujours l'essayer. Elle consiste à avaler, environ, quatre à cinq cachets par jour, contenant :

Naphtol B
Salicylate de bismuth   de chacun 0,30
Magnésie anglaise

Cela n'empêche pas d'avoir recours à des soins locaux, emplâtre mercuriel occlusif et protecteur changé une ou deux fois par jour, lavage chaque fois de la région avec une solution chaude de sublimé à 1 pour 1.000, qu'on peut remplacer plus tard par une solution sursaturée d'acide borique (4 p. 100), également chaude.

Ces précautions minutieuses ne paraîtront pas excessives à ceux qui ont déjà eu des furoncles et qui en connaissent les inconvénients et la durée.

*
* *

J'engage les diabétiques à ne pas tenter eux-mêmes le dosage du sucre. Leur moral se laisse trop facilement impressionner et il faut éviter toutes les causes de dépression.

Qu'ils s'adressent à un bon chimiste, expert en la matière, qui les rassurera dès qu'il y aura lieu, ou les préviendra, s'il est nécessaire de prendre de nouvelles précautions.

*
* *

Le traitement alcalin n'empêche pas d'avoir recours aux agents pharmaceutiques qui, comme le bromure de potassium, le bromure de fer arsénié, le chloral, les opaciés, exercent une heureuse influence sur le système nerveux.

Quand il s'agit d'une médication aussi complexe que celle de Vichy, les théories doivent être reléguées au second plan et s'effacer devant les faits.

Si *une* observation bien prise s'impose à l'égal d'un chiffre, à plus forte raison doit-il en être ainsi lorsqu'il s'agit de l'observation *accumulée*, de l'expérience patiente de toute une génération de médecins.

Or, depuis un quart de siècle, les deux ou trois cents médecins qui ont passé à Vichy ont été unanimes à reconnaître l'action favorable de nos eaux sur la nutrition générale. Mais ce ne sont pas seulement les médecins qui exercent près de nos thermes, dont le témoignagne doit être invoqué ; il faut encore s'en rapporter à celui des innombrables confrères, qui viennent annuellement visiter notre station, soit pour la connaître, soit pour suivre une cure personnelle. Tous sont unanimes à nier les effets débilitants du traitement alcalin.

Depuis 1873, j'ai soigné bien des diabétiques,

et j'ai presque toujours été témoin d'une transformation identique. La glycosurie diminue,
tous les symptômes alarmants se dissipent, la
soif disparaît, le sommeil redevient calme et
réparateur, la virilité renaît, les digestions sont
meilleures, la polyurie cesse et la transpiration
cutanée reprend ses allures normales.

Un grand nombre de diabétiques ne se conservent qu'en répétant, chaque été, la cure alcaline. Il y en a qui viennent régulièrement à
Vichy depuis quinze à vingt ans; d'autres y sont
complètement installés, pour être plus à portée
des sources et pouvoir boire de l'eau chaque
jour, et aucun d'eux ne porte l'empreinte de
cette dégénérescence spéciale, dont on ne cesse
de nous menacer.

M. Hayem ne redoute pas l'emploi du bicarbonate de soude à haute dose pour la nutrition;
il a vu à la Salpétrière des femmes atteintes de
rhumatisme chronique, auxquelles MM. Char-
cot et Vulpian donnaient 20 à 40 gr. de bicarbonate de soude par jour, continuer à engraisser. Il
est vrai que tout le sel n'était pas absorbé, on en
retrouvait dans les garde-robes.

Si la cachexie alcaline existait quelque part,
on devrait la rencontrer de préférence chez ces
diabétiques de plus en plus nombreux qui, fixés
sur les bords de l'Allier, boivent continuellement
de l'eau minérale, même à assez forte dose.

Il n'en est rien cependant, et le facies coloré,
et l'énergie de la plupart d'entre eux, constituent une protestation vivante, dont l'évocation
mérite d'être prise en sérieuse considération.

De pareilles preuves sont très frappantes, car
il s'agit là d'une maladie qui atteint profondément l'organisme, et le frappe dans ses œuvres
vives, dans son fonctionnement essentiel.

De pareils résultats ne surprennent pas, lorsqu'on songe combien la cure est complexe et
combien sont grandes les ressources dont nous
disposons. L'eau minérale prise à l'intérieur, à la
dose de 4 ou 5 verres par jour, est sans doute
mise d'abord à contribution ; mais en dehors de
son emploi, nous usons des bains, de l'hydrothérapie, des inhalations d'oxygène, de la gymnastique et de l'exercice sous toutes ses formes,
surtout sous celle de la marche. Je ne dis rien du
régime, qui cependant est plus rigoureusement

suivi là qu'ailleurs. Tout concourt à relever les organismes déchus, à leur rendre l'équilibre perdu.

Dans plusieurs de mes travaux antérieurs, un grand nombre d'observations mettent cet état de choses en relief. On a l'habitude, en pareille occurrence, d'exhiber le dessus du panier et de laisser prudemment dans l'ombre les cas douteux. Je n'ai pas été exposé à cette tentation, attendu que, jusqu'à ce jour, avec les diabétiques, je n'ai pas eu de désenchantement sérieux à enregistrer.

En somme, chaque nouveau traitement entraîne une sorte de rénovation très nette, dont l'évidence s'impose aux esprits les plus prévenus.

# CONSEILS AUX PERSONNES

La goutte, en dehors de l'hérédité, a une cause si nette qu'elle est admise par tout le monde, excepté par les goutteux. On n'ose pas s'avouer à soi-même qu'on est enclin à la bonne chère un peu plus que de raison, qu'on aime à se bourrer de victuailles échauffantes, à s'incendier de vins capiteux, alors qu'il faudrait faire des adieux de Fontainebleau aux benoîtes poulardes de Pantagruel.

Avec cela, la paresse a pris sur l'organisme un tel empire, que peu à peu, par habitude, on s'est fait une hygiène qui se résume ainsi : dépense insuffisante, réparation trop grande.

La goutte, il est bon de le souligner, s'acharne surtout après ceux qui, par une bonne chère longtemps soutenue, fournissent à l'assimilation un apport plus considérable d'éléments qu'il n'en faut pour faire face aux dépenses de l'organisme, et établir une équation entre l'alimentation d'une part et la dénutrition de l'autre.

C'est donc de ce côté que doit porter la réforme. Même après une cure heureuse et la disparition complète des symptômes, de la gravelle urique, compagne habituelle de la goutte, il sera bon de se tenir encore en garde contre les rechutes et d'observer les prescriptions hygiéniques antérieures : prédominance de l'alimentation végétale, à l'exception de l'oseille, régime mixte, peu animalisé, peu ou point de spiritueux, ni vin de champagne, ni eau très gazeuse, ni bières fortes suralcoolisées, café en infusion très légère ; point de thé qui renferme une forte proportion d'acide oxalique (Duj.-Beaumetz) ; pas de salaisons, d'aliments gras, ni d'excès de table ; exercice à l'air libre, gymnastique, hydrothérapie, massage, sudation, etc. Entretenir la liberté du ventre et vider la vessie toutes les deux heures.

Il faut que les goutteux soient convaincus qu'il est plus avantageux pour eux de sabler les crûs de Pullna, d'Hunyadi-Janos, de Montmirail, que ceux de la Bourgogne ou de la Champagne.

Tout le monde connaît l'histoire de M. X...,
cité par Magendie, qui, usant largement des plaisirs de la table, était tourmenté par la gravelle.
Un revers de fortune le force à travailler pour
vivre dans un état voisin de la misère, la gravelle
disparaît complètement. Ses affaires se rétablis-
sent, et il reprend son ancien genre de vie :
retour de la gravelle. Un second revers le
replonge dans la gêne et le débarrasse encore de
la maladie; enfin la fortune lui sourit une
seconde fois, et avec elle revient la bonne chère
et sa triste compagne.

Ce fait, en mettant pleinement en lumière et la
part prépondérante de l'alimentation dans la
production du mal, et ce qu'offre de trompeur le
sommeil passager de la diathèse, justifie de tous
points les recommandations que nous avons
faites pour arrêter le développement, et prévenir
le retour d'une affection, dont les manifestations
empoisonnent l'existence du malade et peuvent
devenir un danger réel.

Les podagres savent du reste ce que leur coûte
chaque dérogation aux règles d'une tempérance
nécessaire.

\*
\* \*

Les précautions que nous venons d'indiquer sont faites pour rassurer les appréhensions des esprits timorés, qui considèrent comme périlleuse la médecine des eaux : ces craintes ne seraient fondées que si la prudence cessait d'être le fondement de la pratique thermale.

Les statistiques sont fort encourageantes et doivent donner pleine assurance au malade et au médecin.

Le régime doit avoir pour objectif de soutenir les forces du sujet, la réparation quotidienne de l'organisme étant proportionnée aux pertes quotidiennes qu'il éprouve. Il importe beaucoup d'éviter tous les mets indigestes, particulièrement ceux qui contiennent des acides libres. Les viandes faciles à digérer telles que le mouton, le bœuf de bonne qualité, la volaille, pourront être permises; il en est de même des poissons à chair blanche, comme le mulet, la sole et le merlan. Au contraire, il faut proscrire le saumon, le porc, les viandes salées, les mets fortements assaisonnés et les sauces relevées, qui sont propres à déterminer de la dyspepsie.

On permettra aussi, mais en quantité modérée, des pommes de terre, ainsi que les légumes cuits, les navets et les carottes. User avec ménagement des légumes nourrissants très azotés, tels que le chou et le chou-fleur, et des graines féculentes, pois, haricots, lentilles et fèves.

On remplace quelquefois le pain par des pommes de terre.

On laissera manger des fruits, des groseilles, du raisin, des oranges, pourvu que ce soit avec modération. La cure de raisins, spécialement, peut améliorer l'état de certains podagres.

Les fruits acidulés doivent leur efficacité aux sels alcalins qu'ils contiennent. Ces sels, décomposés dans le sang, sont éliminés dans les urines, principalement sous la forme de carbonate de potasse, et activent ainsi les fonctions rénales.

Les goutteux pourront prendre du vin, mais en petite quantité; elle sera subordonnée non seulement à la nature du vin, mais encore à l'âge, aux forces du malade, ainsi qu'aux autres circonstances relatives à sa constitution.

Les raisons qui font condamner l'usage des diverses espèces de bière sont encore plus puissantes que celles qui font proscrire les vins. (Garrod, p. 520.)

Il est des cas où le changement complet de résidence et le séjour dans un pays chaud ont pu empêcher définitivement le retour de la goutte.

Il ne faudra pas non plus négliger les fonctions de la peau, la recouvrir chaudement et activer ses sécrétions, procurer aux malades la tranquillité d'esprit la plus complète et ne négliger aucun des moyens que peut fournir l'hygiène.

En prescrivant un régime sobre, nous recommandons de ne rien exagérer dans ce sens, car la goutte est une maladie débilitante, et un régime trop sévère pourrait n'avoir d'autre effet que de favoriser le développement du mal, en diminuant la résistance du malade.

Au dire de Réveille-Parise, le goutteux ne doit pas se croire assujetti aux prescriptions hygiéniques, même au prix des plus cruelles privations. Cette méticuleuse défiance de tous les plaisirs a ses inconvénients aussi bien que ses avantages. Le point essentiel pour le goutteux, quand il s'agit de régime, est de saisir le moment, l'àpropos de se laisser aller, et surtout le degré de ce qu'il peut se permettre.

L'exercice énergique est la pierre angulaire de la prophylaxie de la goutte et de la gravelle : Boerhave fait choix, pour les goutteux *valides*, des exercices les plus énergiques, et il exige qu'on les continue avec persévérance.

Pour Sydenham, la base du traitement de la goutte, c'est l'exercice. Avec la haute raison qui caractérise cet éminent observateur, il préfère dans cette maladie les moyens hygiéniques aux drogues les plus vantées.

C'était aussi l'avis de Bouchardat : J'ai dirigé, lit-on dans son Annuaire, la santé de plusieurs goutteux, et je suis convaincu que, lorsqu'ils sont encore valides, rien n'est meilleur pour eux que les pratiques de l'entraînement bien dirigées, avec la modification de leur permettre assez d'eau, pour que la quantité d'urine évacuée en vingt-quatre heures ne soit pas moindre d'un litre et quart.

Dans ses leçons, M. Dujardin-Beaumetz, que je me plais à citer, à cause de sa grande compétence, signale également les bons effets de la kinésithérapie chez les obèses, qui sont généralement de race goutteuse. La gymnastique, en comburant les graisses, en augmentant les combustions, en activant la nutrition cellulaire, est à ses yeux un puissant moyen d'amaigrissement.

Mais, ajoute le sympathique académicien, si pour l'âge adulte, la gymnastique poussée trop loin a des inconvénients, dans l'enfance au contraire les exercices corporels n'ont que des avantages. Dans cette période de la vie, l'enfant, véritable cire molle, conservera l'empreinte qui a été faite à son éducation corporelle. En favorisant ces exercices, vous développez son squelette, sa musculature, vous augmentez la capacité de sa poitrine, vous activez sa circulation, vous équilibrez les fonctions de son système nerveux, vous favorisez sa nutrition, en un mot vous faites un homme.

M. Bouchard insiste avec éloquence sur la nécessité d'instituer ce traitement hygiénique et prophylactique dès le jeune âge : « Vous exige-

*

rez, dit-il, que l'enfant vive surtout au grand
air ; vous veillerez à la pratique régulière des
soins de la peau, des bains, des lotions froides,
des frictions. Vous modèrerez cette habitude si
funeste et si répandue de donner à l'enfant de la
viande en excès. Dans la période de l'enfance
consacrée à l'instruction, vous conseillerez de ne
pas abuser de la longue contention d'esprit, de ne
pas forcer les exercices intellectuels, de donner
une plus large part à l'activité physique et d'in-
tercaler aux heures d'étude les heures de travail
musculaire exécuté en plein air, en plein soleil,
en pleine liberté... Nous savons que c'est par la
répétition quotidienne des conditions défavo-
rables que s'établissent les habitudes vicieuses de
la nutrition. C'est par la surveillance de chaque
jour, par la lutte quotidienne, que vous arriverez
à corriger ces habitudes et à rendre aux muta-
tions nutritives leur activité normale. »

*
* *

Les reins ont une tendance à s'enflammer
chez les goutteux. Une poussée de néphrite, avec
albuminurie, hydropisie, peut nécessiter le ré-

gime lacté *exclusif*, qui prend alors une importance capitale. En modifiant l'état du rein, le
lait diminue les épanchements et l'albuminurie,
quoique ces deux termes soient loin d'être toujours en parfaite corrélation, puis il atténue les
symptômes graves de l'urémie, la suffocation,
l'insomnie, la céphalée, les troubles de la vue
(amblyopie des brightiques, rétinite), les accidents cardiaques qui ne sont pas en rapport avec
une lésion ou une hypertrophie du cœur, etc.

Il importe donc de bien préciser dans quelles
conditions le régime lacté doit être administré. Je
le ferai en m'inspirant d'une leçon clinique du
professeur Potain, à l'hôpital de la Charité :
d'une façon générale, trois litres par jour représentent la ration d'entretien et même de travail.
On en prend toutes les deux heures une tasse de
150 à 200 grammes.

Si le malade qui prend cette quantité maigrit,
c'est qu'il n'utilise pas, ne digère pas ce qu'il
prend, et si, en pareille circonstance, on augmente la quantité, on ne fera qu'exagérer son
mal.

Il faut donc toujours, quand on emploie le

régime lacté exclusif, chercher à atteindre la
quantité de trois litres, mais il n'y a que des
inconvénients à la dépasser; il faudra, chez les
malades dont l'appétit est plus considérable, donner une petite quantité d'opium ou de poudres
inertes pour calmer la sensation de faim.

Quoique liquide, le lait n'est pas toujours
entièrement digéré et les résidus qu'il forme alors
dans le gros intestin, constitués par des masses
demi-solides, analogues à du mastic, dont l'éva-
cuation est fort difficile, déterminent souvent
ainsi une constipation opiniâtre. Cette constipation, qui résiste dans bien des cas aux purgatifs
répétés, disparaît si l'on a soin d'ajouter à la
première tasse de lait du matin une petite quantité de café noir.

En un mot, on peut dire qu'il faut donner au
malade la quantité de lait qu'il peut digérer, et,
comme la graisse forme une grande partie de la
totalité des principes solides du lait, il est toujours utile, pour favoriser son absorption, de
donner en même temps au malade une petite
quantité de pancréatine.

On a conseillé, en Allemagne surtout, d'em-

ployer le régime lacté mixte ; en pareille circonstances les effets produits sont absolument nuls.

Pourquoi en est-il ainsi ? Pourquoi la chair
musculaire, celle du poisson en particulier, est-
elle alors nuisible ?

La réponse n'est pas facile à faire ; les substances dites extractives qui proviennent de la
viande ne jouent aucun rôle, car elles sont aussi
abondantes dans le lait que dans la chair musculaire, et celle du poisson n'en contient pas plus
que les autres. Il est possible de supposer, mais
ce n'est qu'une hypothèse, que les ptomaïnes ou
leucomaïnes, si bien étudiées par M. Gauthier,
et qui sont contenues en assez grande quantité
dans la viande, dans la chair du poisson en particulier, ont, en s'éliminant par le rein, une
influence nuisible sur cet organe, lorsqu'il est
lésé. On peut supposer ainsi que ces substances
doivent se trouver en minime quantité dans le
lait.

Les aliments végétaux ont une influence bien
moindre sur le rein que les aliments azotés.

Il est difficile de savoir exactement quand on
peut cesser l'emploi du lait ; dans les néphrites

aiguës, il faut évidemment attendre la guérison et la disparition de l'albuminurie; dans les néphrites chroniques, il ne faut pas en continuer l'administration d'une façon ininterrompue, mais en réserver l'emploi pour les périodes où surviennent des accidents graves d'insuffisance rénale.

Il est probable que le lait, dans les affections du rein, n'agit pas comme médicament curateur, mais qu'il joue surtout un *rôle négatif*, en neutralisant toute espèce d'excitation du côté du rein. C'est ainsi qu'il est un excellent diurétique, non pas parce qu'il *fait uriner* les malades, mais parce qu'il les *laisse uriner*.

La preuve la plus probante, c'est que, si l'on ajoute au régime lacté d'autres substances, telles que de la viande, de la chair musculaire, l'effet du lait ne se fait plus sentir; si on les supprime de nouveau, la diurèse se rétablit.

L'albuminurie et la quantité d'albumine subissent les mêmes modifications.

*
* *

La goutte a été et sera toujours une mine féconde pour le charlatanisme : les substances les

plus extravagantes ont été et sont encore préco-
nisées à la quatrième page des journaux.

Mais cela ne doit pas faire condamner en
masse des médicaments utiles, dont l'efficacité est
incontestable. Telle est la lithine, qui agit nettement contre la diathèse goutteuse. D'après Garrod, dont la grande autorité sur la matière est
universellement reconnue, le carbonate de lithine
sert à prévenir les accès de goutte; il peut même
à la longue faire disparaître tous les restes d'une
maladie ancienne, en dissolvant les dépôts topha-
cés que les vieux goutteux portent presque toujours sur différents points du corps.

D'ailleurs toutes les eaux minérales réputées
utiles aux goutteux et aux graveleux contiennent
de la lithine. Le fait a été constaté pour les eaux
de Carlsbad, Aix-la-Chapelle, Marienbad, Kis-
sengen, Ems, Kreuznach, Bade, Vichy, Plom-
bières, etc.

*
* *

Je ne terminerai pas sans dire quelques mots
du colchique.

On a cherché à savoir quel était le mode

d'action du colchique; on a dit qu'il agissait à la manière des sédatifs du système vasculaire, qu'il avait une action particulière sur le tube digestif, sur les reins et la sécrétion urinaire, qu'il favorisait la destruction de l'acide urique accumulé dans le sang et en provoquait l'élimination, qu'il exerçait une influence spéciale sur les tissus impliqués dans l'inflammation goutteuse, particulièrement sur les ligaments articulaires et sur les cartilages, etc., etc., mais toutes ces opinions sont discutables. Ce qui ne l'est pas, c'est l'action puissante et favorable du colchique sur l'évolution de l'inflammation goutteuse.

M. Lecorché prescrit concurremment le colchique et le salicylate de soude. Pour lui, le colchique agit en faisant baisser le chiffre de l'acide urique, et le salicylate de soude, en favorisant son élimination. Il pense que l'une des causes de l'insuccès de ces médicaments, dans certains cas, c'est l'extrême réserve avec laquelle on les administre. Il déclare de la façon la plus formelle, avec faits à l'appui, qu'il faut traiter la goutte dans toutes ses manifestations et non la « respecter », suivant l'expression consacrée.

Or, cette assertion se confirme à chaque page de son livre, où sont longuement étudiées les manifestations aiguës et chroniques, les déformations, les nodosités, les tophus cutanés ou profonds, la goutte de l'estomac, de l'intestin, du rein, la gravelle, la goutte du cœur, des veines, des bronches et des poumons, le catarrhe et l'asthme goutteux, les congestions goutteuses, la goutte des centres nerveux, les névralgies goutteuses, la goutte musculaire, cutanée, oculaire, et surtout les associations morbides, parmi lesquelles le rhumatisme tient le premier rang, en raison surtout du peu d'attention que l'on prête d'habitude aux autres. Dans tous les cas, M. Lecorché combat ces manifestations; jamais il n'a eu d'accidents à déplorer. Il serait même dangereux, suivant lui, d'agir autrement. En respectant les manifestations de la goutte, graves ou légères, en les laissant suivre le cours régulier de leur évolution, on ne facilite pas seulement l'apparition de lésions locales souvent irrémédiables; on laisse à la diathèse le temps et la facilité d'évoluer tout à son aise et de conduire fatalement à la cachexie les malades, alors qu'une médication énergique, sagement employée, en aurait enrayé la marche si elle n'en avait pas amené la guérison.

La conclusion de M. Lecorché est que le médecin doit intervenir dans la goutte : 1° à l'aide du régime pour prévenir la diathèse goutteuse; 2° à l'aide du régime et des alcalins pour combattre la diathèse et prévenir l'attaque de goutte; 3° à l'aide de spécifiques, colchique et salicylate de soude, dans la généralité des cas, pour combattre l'attaque de goutte articulaire ou viscérale.

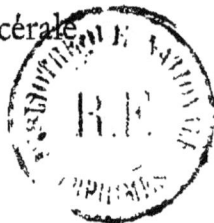

# TABLE DES MATIÈRES

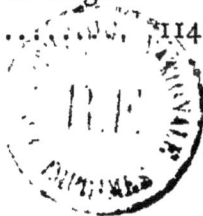

# PRINCIPALES PUBLICATIONS

## Du Docteur GRELLETY

1873. De l'hématurie dite essentielle dans les climats tempérés. In-8 de 70 pages.

1874. Vichy médical. Guide des malades à Vichy. In-12 de 360 pages.

1876. De l'hygiène et du régime des malades. In-18 de 80 pages. — 2ᵉ édition de 132 p. en 1884.

Du merveilleux au point de vue médical. G. Baillère. In-8 de 86 pages.

1877. Influence de l'abus du tabac sur les troubles gastro-intestinaux. *Médaille de bronze.*

1878. Contribution à la thérapeutique de quelques dermatoses de nature arthritique. In-8 de 48 pages. G. Baillère.

1879. Bibliographie de Vichy, suivie d'une notice sur les eaux et le traitement du diabète. In-8 de 70 pages. *Mémoire couronné par l'Académie de Médecine.*

Du climat de Nice et des maladies traitées dans cette ville, particulièrement de la phthisie. In-8 de 20 pages. Typographie Hennuyer.

Des divers traitements de la fièvre typhoïde. *Couronné au concours de la Société médicale de Tours.*

1880. Nouvelles preuves des bons effets des eaux alcalines dans le traitement des dermopathies de nature arthritique. *Annales de la Société de thérapeutique,* in-8.

Une cure thermale aux eaux de Vichy pendant le xviiᵉ siècle. *Revue scientifique,* nᵒ du 27 mars.

Le mariage, ses avantages et sa moralité. Edition elzévir sur papier de Hollande. Imp. Protat. *Médaille d'honneur de la Société d'encouragement au bien.*

Des principales complications du diabète. In-8, Lyon. Association typographique.

Analyse et compte rendu des 17 thèses d'agrégation en médecine, soutenues en mars 1880. G. Masson, in-8 de 130 pages.

1881. Notice médicale sur les eaux de Vichy, suivie d'une réfutation de la prétendue cachexie, consécutive à la cure alcaline. In-18 de 74 pages, traduit en plusieurs langues.

Des précautions hygiéniques et prophylactiques à prendre contre la fièvre typhoïde. In-8 de 24 pages, publié par la *Société française d'hygiène.*

Traité élémentaire de la fièvre typhoïde. 1 volume de 420 pages. A. Delahaye et Lecrosnier, place de l'Ecole-de-Médecine. Prix : 5 fr.

Vichy-Cusset et leurs Eaux minérales. 1 volume de 426 pages. A. Delahaye et E. Lecrosnier (3ᵉ édition).

1884. Traitement du psoriasis par la traumaticine chrysophanique. (Revue méd. de Toulouse.)

Pour tuer le temps. Livre d'heures... perdues. (Imp. Bougarel, in-12 de 300 p.)

1885. De la lithiase biliaire et de la pseudo-gravelle hépatique. (J. de méd. de Bordeaux, 27 septembre.)

1886. Vichy et ses eaux minérales, 4ᵉ édition, in-12 de 530 p. A. Delahaye et Lecrosnier.

1887. Des accidents cutanés produits par le bromure de potassium.

De la syphilis conceptionnelle (2 brochures de 20 p. chacune).

1888. Inconvénients du silence imposé dans les pensions, pendant les repas.

MACON, IMPRIMERIE PROTAT FRÈRES

# VIN TONI-APÉRITIF

## DE CHESNEL

## AUX QUINQUINAS, QUASSIA, COLOMBO

### Et Ecorces d'Oranges amères

## Préparé par A. CHESNEL

Pharmacien de l'Ecole supérieure de Paris,

## A VALENCIENNES

---

Les quinquinas employés sont francs de goût, rigoureusement titrés et choisis parmi les sortes les plus riches de l'Amérique du Sud.

Le Quassia et le Colombo excitent l'appétit, donnent de la tonicité aux plans musculaires du tube digestif.

Les Ecorces d'Oranges amères, dont les propriétés digestives et anti-nerveuses sont admises depuis longtemps, donnent à ce vin une saveur très agréable.

Le choix du vin a été l'objet d'une recherche spéciale, afin d'éviter l'emploi des vins alcoolisés artificiellement.

C'est donc un des meilleurs fortifiants que l'on puisse recommander aux personnes qui fréquentent Vichy.

---

## MODE D'EMPLOI

A moins d'indication spéciale du médecin, le **Vin Chesnel** se prend ordinairement au début des principaux repas, à la dose d'un verre à madère pour les adultes, et d'un verre à liqueur pour les enfants.

**PRIX : 3 fr. le demi-litre, 5 fr. le litre.**

---

A la même Pharmacie,

VIN CHESNEL, Ferrugineux.

# QUASSINE FRÉMINT

La Quassine, principe actif du Quassia amara, est un tonique amer, sialagogue, apéritif, diurétique, très efficace contre *dyspepsie atonique*, *chlorose*, *débilité générale*, *inappétence irrégularité des fonctions digestives*, *coliques hépatiques et néphrétiques*, *constipation*, etc. A cause de son extrême amertume, la Quassine ne peut être administrée que sous la forme pilulaire. — Les pilules Fremint, exactement dosées et préparées au pilulier, contiennent chacune deux centigrammes de quassine amorphe. A la dose de 1 ou 2 pilules avant chaque repas, ces pilules réveillent l'appétit et relèvent plus rapidement les forces que les reconstituants ordinaires, notamment chez les vieillards et les convalescents. — Le flacon : **3 francs**, *18, rue d'Assas, Paris*, et dans toutes les pharmacies.

*On expédie franco, par la poste, contre mandat ou timbres.*

# MARMITE HYDROCLAVE

Indispensable aux diabétiques et aux dyspeptiques. Elle permet d'obtenir sans eau, ni contact de l'air, un bouillon concentré très savoureux et bien supérieur, à tous les points de vue, aux extraits et poudres de viande du commerce.

**Mode d'emploi :** Mettre dans la marmite un kilogr. de viande de bœuf coupée en petits morceaux, sans graisse ni tendon (tranche), y ajouter une pincée de sel, faire cuire pendant trois heures, au Bain-Marie.

Ne pas mettre d'eau dans l'intérieur de la marmite.

Pour obtenir une fermeture hermétique, mettre le couvercle et emplir d'eau la galerie dans laquelle il repose.

Ne pas découvrir pendant la cuisson.

*Dépôt dans toutes les bonnes pharmacies.*

VENTE EN GROS, 119, Rue de Flandre, à **Paris**.

Le meilleur et le plus commode des médicaments pour les malades en traitement à Vichy. — Indispensable au début de la cure.

# PILULES DE PODOPHYLLE COIRRE

## Contre la Constipation habituelle,
## les Hémorrhoïdes et la Colique hépatique.

« Un grand nombre d'accidents morbides dont la cause paraît ignorée sont dus à un état de constipation habituelle . . . . . . . »
« Loin de modifier heureusement la constipation, les purgatifs l'augmentent et la rendent presque invincible. »   TROUSSEAU.

Les expériences nombreuses faites depuis 1872 dans les hôpitaux ont démontré l'efficacité de la *Podophylle* dans la constipation habituelle, ainsi que dans les hémorrhoïdes internes et la colique hépatique.

Ces pilules régularisent les fonctions digestives et procurent tous les matins une garderobe naturelle. Elles peuvent être employées sans aucun inconvénient, même chez les femmes enceintes et les enfants. — En guérissant la constipation, elles évitent les nombreux accidents dont elle est si souvent la cause.— *Lire l'instruction avec attention.*

Prix : **3 fr.** la boîte, dans toutes les pharmacies.

---

## SOLUTION TITRÉE

# d'ANTIPYRINE

## De CHAUMEL DU PLANCHAT

### Pharmacien-chimiste, 87, rue Lafayette, PARIS

Ce nouveau médicament, éminemment *antidouloureux*, triomphe rapidement de la *migraine*, des *névralgies*, de l'*asthme*, des *rhumatismes* et autres *affections douloureuses*, à la dose de un à deux grammes, c'est-à-dire *une à deux cuillerées à soupe de solution* prises à une heure d'intervalle. — Le flacon : **5 fr.**

---

# Pastilles de Chlorhydrate de Cocaïne

## De CHAUMEL DU PLANCHAT

Donnent à la voix netteté et souplesse. — Contre *Toux, Enrouements, Extinctions de voix,* etc. — Anesthésique local dans les Affections douloureuses du *Larynx,* du *Pharynx* et de l'*Estomac.* — **3 fr.** la boîte.

MACON, IMPRIMERIE PROTAT FRÈRES